똑똑한 환자

KOKAI SHINAI ISHA ERABI

by DOI Kazusuke

Copyright © 2004 DOI Kazusuke All rights reserved.

Originally published in Japan by MAINICHI ONES, Tokyo.

Korea translation right arranged with MAINICHI ONES, Japan through

THE SAKAI AGENCY and SUN LITERARY AGENCY.

똑똑한

환 자

도이 가즈스케 **지음** | 안수경 옮김

사과나무

옮긴이 안수경

서울에서 태어나 중앙대학교 일어일문과를 졸업했다.
출판 기획자로 일했고 현재는 전문 번역가로 활동중이다.
옮긴 책으로 〈상하이人 홍콩人 베이징人〉
〈역마차와 푸른 지폐-아메리칸 익스프레스의 벤처경영〉
〈소크라테스처럼 말하라〉〈미야모토 무사시의 오륜서〉
〈아이를 지혜롭게 꾸짖는 비결 99〉 등이 있다.

똑똑한 환자

1판 1쇄 인쇄 2005년 10월 10일
1판 1쇄 발행 2005년 10월 15일
      지은이 도이 가즈스케
      옮긴이 안수경
      펴낸곳 도서출판 사과나무
      펴낸이 권정자
  본문 디자인 김성엽
      등 록 1996년 9월 30일(제11 · 123)
      주 소 경기도 고양시 행신동 샘터마을 301-1208
      전 화 (031) 978-3436
      팩 스 (031) 978-2835
      e-메일 bookpd@hanmail.net

      ISBN 89-87162-70-2 03510
        값 10,000원

*잘못 만들어진 책은 바꾸어 드립니다.

똑똑한 환자란 자신의 건강과 병에 관한 정보를 섭렵하여,
최적의 의료서비스를 받을 만한 소양을 갖춘 사람을 말한다.

3 | 애매한 의사의 말 제대로 알아듣기

제 1 장

환자를 살리는 의사
의사를 살리는 환자

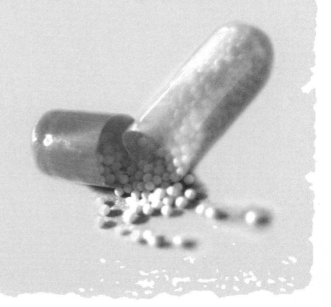

완벽한 의사란 없다

        의료에 완벽이란 없다. "여러 가지 면에서 종합적으로 생각해볼 때, 이 방법이 가장 좋다"는 의미에서 '최선의 방법'이라고 말할 수는 있지만, 그것이 곧 완전무결을 의미하는 것은 아니다.

    의사도 잘못 판단하는 경우가 있다. 하지만 그것이 반드시 실수라고 할 수는 없다. 판단을 내린 시점에서는, 결과적으로 올바르다고 여겨지는 판단을 하기 어려운 상황이었기 때문이다. 결과가 나쁘리라는 것을 뻔히 알면서도 명백하게 잘못된 판단을 내리는 의사는 스릴러 소설에서나 존재한다.

    최근 세상을 시끄럽게 하고 있는 의료과실 사건 중에는, 의사인 나조차도 '이것은 말도 안 돼. 믿을 수 없어'라고 놀랄 만한 예가 많이 있다. 하지만 그밖에 소송에 걸려 있는 다른 사건을 보면 '이것은 참 안됐다'고 의사를 동정하고 싶은 사례도 많이 있다.

판단 착오라고 반론하려는 것은 물론 아니다. 의료사고는 일어나서는 안 되지만, 사소한 착오가 사고로 이어질 가능성은 어느 병원에나 가지고 있다. 그런 의미에서는 구조적인 위험이라고 할 수도 있기 때문에, 의사 개개의 실수를 비난하기보다 그 배경에서부터 되짚어보아야 한다.

또한 검증 과정에서 분명하게 과실이라고 여겨지는 사례라 해도, 판단을 내린 시점에서는 흑백을 가리기 어려운 상황인 경우도 있다.

상황을 정확히 재현해 검증해보았을 때 실수라고 인정된다면, 그것은 분명 실수임에 틀림없다. 하지만 진단한 시점에서는 의사에게 있어서 불확실한 요소가 많은 것도 사실이다.

나는 세상의 의료과실을 옹호할 생각은 추호도 없다. 단지 의료의 세계에는 명백한 YES와 명백한 NO로 구분지을 수 없는 일이 많다는 것을 인식해주었으면 하는 바람이다.

의사는 51%밖에 밝혀지지 않은 YES에 대해 선택을 강요당하는 존재인 것이다.

똑똑한 환자가
좋은 의사를 만난다

'똑똑한 환자가 된다'는 것은 어떤 것일까. 똑똑한 환자가 되기 위해서는 어떤 소양을 갖춰야 할까.

보통 우리는 의료행위를 받기 전에 책이나 인터넷 등을 통해 여러 가지 필요한 지식을 얻을 수 있다. 그런 지식을 적절히 습득하고 이해하여 실제에 활용할 수 있는 환자가 똑똑한 환자이다.

이런 책을 읽지 않아도 이미 지식을 숙지하여 현명한 의료 서비스를 받는 사람도 많다. 그리고 그런 사람이야말로 좋은 의사를 만날 수 있는 것이다.

이 경우 '좋은 의사'란, 판단력이나 의료기술이 모두 뛰어나고 지식도 풍부한 '훌륭한 의사'이며, 또한 그 환자에게 적합한

'바람직한 의사'임을 의미한다.

　환자 입장에서는 좋은 의사를 만났는지의 여부는 실제로 진찰을 받지 않고서는 확인할 수 없다. 아무리 똑똑한 환자라 해도 우연이나 운이 따르지 않으면 정말 좋은 의사를 자신의 '주치의'로 삼을 수 없는 것이다.

　하지만 현실적으로 똑똑한 환자가 좋은 의사를 만날 가능성이 높다. 그렇다면 좋은 의사를 만난다는 것은 우연이나 운으로 여길 수만은 없다. 거기에는 뭔가 우연 이상의 요인이 있을 것이다.

　그렇다면 '나에게 있어서 바람직한 의사'란 무엇인가. 표현이 적절한지 모르겠지만 그것은 나와 '궁합'이 잘 맞는 의사라고 해야 할 것이다.

　식견, 판단력(진단력), 기술이 모두 뛰어난 '명의'에게 진찰을 받는다는 것은 매우 행운이다. 최상의 진단, 최상의 치료를 받을 수 있기 때문이다. 그런데 그 명의가 언제나 누구에게나 명의인 것은 아니다.

　사람의 평가는 무척 다양하다. A에게는 '매우 좋은 의사'가 B에게는 '불친절한 의사' '나를 이해해주지 않는 의사'가 되는 경우가 종종 있다.

　세상 사람들이 흔히 말하는 명의란, 분명 많은 환자에게 좋은 의사로 여겨진다. 하지만 세계적인 명성을 가진 의사라고 해서 특정 환자에게 다 좋은 의사는 아니다. 그래서 나는 명의라는 말에 의문을 제기하고 싶다. 자신을 진료해주는 의사가 좋은 의사인지 아닌지를 판단하는데 세계적인 평가는 불필요하다.

오히려 환자는 냉정하게 생각해서 진료하는 의사가 자신과 궁합이 잘 맞는지, 그 의사의 진찰, 치료, 설명을 잘 이해할 수 있는지를 판단해야 한다. 그것에 대한 정확한 판단을 하는 것이 똑똑한 환자이다.

의사에게 좋은 환자란?

　　　　　　의사에게 있어서 좋은 환자란, 돈 많은 환자를
의미하는 것이 아니다. 환자는 가장 좋은 상태로 병을 치료하고
싶다, 혹은 개선하고 싶다고 생각하는데, 의사도 마찬가지로 가
장 좋은 상태로 병을 개선, 치료하고 싶어한다.

　그러므로 좋은 환자란, 증상의 종류와 자신의 몸의 이상
상태 등을 의사에게 분명하게 전달해주는 환자이다. 또한
의사의 설명을 듣고 자신의 증상, 몸 상태를 잘 이해하는 것이
다. 모르는 부분이 있다면 그대로 넘어가지 말고 의사에게 묻는
것이 좋은 환자이다.

　또한 자신이 어떤 약을 복용하고, 어떤 치료를 받고 있는지 아
는 것도 매우 중요하다. 그러기 위해서는 의사로부터 이해하기

쉽게 말로 설명받을 필요가 있다. 뿐만 아니라 의사의 처방과 주의사항을 잘 지키는 것이 의사에게 있어서 좋은 환자이다.

약과 치료방법이 평소와 달라졌는데도 아무런 설명이 없다면, 왜 약과 요법이 바뀌었는지 의사에게 확인하는 것이 좋다. 의사가 깜빡하고 실수하는 경우는 극히 드물지만, 확인함으로써 의사가 실수하지 않았다는 것을 확인할 필요는 있다. 그리고 물론 치료 방법을 바꾼다면 의사는 반드시 환자에게 설명하고 안심시켜야 한다.

가끔 의사의 설명을 들으려 하지 않는 환자도 있다. 같은 설명을 여러 번 반복해도 반밖에 이해하지 못하는 경우도 있다. 그렇다고 의사가 환자에게 이해시키려는 노력을 소홀히해서는 안된다.

그러므로 의사에게 있어서 좋은 환자란, 치료를 가장 바람직한 상태에서 확실히 진행할 수 있는 환자이며, 의사와 협력하여 스스로 자신의 병을 고치려고 노력하는 환자이다. 이처럼 의사와 환자의 호흡이 척척 맞는 상태가 이루어지면 치료효과도 최고로 발휘된다.

설령 기대한 만큼 효과를 보지 못했다고 해도, 의사와 환자간에 좋은 관계가 이루어지면 상황을 조속히 파악하여 정확하게 손을 쓸 수 있다. 병을 치료하기 위한 의사와 환자의 일치된 노력은 최상의 결과를 가져올 가능성을 높이고, 어떤 경우라도 최악의 사태를 피할 수 있다.

병은 의사 혼자 치료할 수 없다. 수술은 의사의 손에 맡겨야 하지만, 치료는 환자의 협력 없이는 제대로 이루어질 수 없다. 흔히 "본인이 고치려고 마음먹지 않으면 병은 낫지 않는다"라는 말이 있다. 이것은 어느 정도 일리가 있는 말이다. 인간은 마음먹기에 따라 건강이 좋아지기도 하고 나빠지기도 한다. 본인이 적극적으로 병을 고치려 하느냐 그렇지 않느냐에 따라 증세에도 미묘한 변화가 나타난다.

나는 절망적이라고 생각했던 환자가 기적적으로 회복하는 경우를 몇 번이나 보았다. 그것은 강한 생명력, 혹은 살려는 의지의 표현이라고밖에 달리 설명할 수 없는 것이었다.

의사에게 있어서 좋은 환자가 되면, 환자 자신에게 있어서도 최상의 결과를 가져온다. 의사와 신뢰관계를 쌓고, 충분히 납득하여 선택한 치료법이 가장 바람직한 조건에서 시행될 수 있도록 하는 한편, 환자는 가능한 한 정확하게 자신의 몸 상태를 알아 치료법이 적절한지 어떤지를 판단할 수 있다.

만약 의사의 설명을 납득할 수 없고, 거듭 냉정하게 생각해봐도 불신감이 사라지지 않는다면, 병원을 바꾸는 것이 나을지도 모른다. 치료에 대한 의사의 설명을 이해하고 납득한다는 것은, 납득할 수 없을 때 분명히 "NO"라고 말하기 위한 결단의 의미도 포함되어 있다.

그러므로 자신의 상태를 정확히 설명할 줄 아는 좋은 환자라도, 의사가 신뢰감을 주도록 분명하게 처신하지 않으면 환자에게 외면받을 수도 있는 것이다. 이처럼 환자가 똑똑해져서, 어떤 의미에서 냉정한 태도를 보인다는 것은, 긴 안목에서 보면 의사에게 플러스가 되기 때문에 절대 필요한 것이라고 생각한다.

환자는 의사에게
NO라고 말할 수 있는가

　　　　　　환자가 의사의 처방을 이해하지 못한다는 이유로 병원을 바꾸기란 매우 어려운 일이다. 왜냐하면 환자는 치료법 자체가 올바른지 아닌지를 정확히 판단할 의학지식을 가지고 있지 않기 때문이다.

　또한 환자는 병원과 의사를 평가할 때, 아무래도 자신이 받은 인상, 느낌에 의존할 수밖에 없다. 인상, 느낌, 직감이라는 것은 사실 중요하지만, 가끔 타이밍이 좋지 않아 나쁜 인상을 강하게 받는 경우, 평가와 판단을 왜곡시킬 우려도 있다.

　공정한 평가를 내린다는 것은 의사에게도 어려운 일이지만, 환자에게는 그 이상으로 어렵다고 할 수 있다.

　그렇다고 해서 특별한 결격 사유가 아닌 한 의사를 바꾸지 않는 것이 좋다고 말하는 것은 결코 아니다. 의사 중에는 '환자가 의사를 바꾸는 것은 좋지 않다'고 생각하는 사람도 많이 있지만, 오히려 환자가 보다 나은 의료 서비스를 받기 위해서는 의사를 바꾸는 것이 좋은 경우도 있다고 생각하는 사람도 점점 늘고 있다.

그렇다면 어떻게 해야 제대로 된 판단을 할 수 있을까. 그것은 이제까지 말했듯이 똑똑한 환자, 좋은 환자가 되는 것이라고 생각한다. 똑똑한 환자, 좋은 환자는 자신의 증상과 의사의 치료법을 자신이 필요한 수준으로 이해하고, 그것을 납득한 후에는 의사의 방침에 따른 프로그램을 적극적으로 받아들여 실행한다.

만일 이해하지 못한다면 이해할 때까지 설명을 듣고, 의사에게 수시로 의문점을 물어 충분히 이해하도록 해야 한다. 이해하려는 생각이 있다면 의사의 말을 그대로 받아들이지 말고, 납득하기 어려운 부분을 되물어 확인하고, 자신의 병과 치료법에 대해 책을 찾아 조사하는 등 나름대로 알려는 노력을 기울여야 한다.

의사와 환자가 의사소통을 위해 노력한다면 서로를 이해하는 일이 그리 어려운 것은 아니다. 만일 환자가 납득할 수 없다면, 거기에는 뭔가 이해를 막는 '요인'이 있는 것이다. 그것은 무엇일까.

나는 자신에게 바람직한 의사란 궁합이 잘 맞는 의사라고 말했다. 환자는 자신과 궁합이 잘 맞는 의사에게는 마음을 열어 무슨 말이든 털어놓을 수 있다. 상대가 무엇을 말하고 싶은지 서로 금방 파악할 수 있다.

일반적으로 의사와 궁합이 맞지 않아 병원을 바꾸고 싶어하는 사람은 별로 없을 것이다. 치료에 있어서 의사의 처방에 불만이나 의심이 없다면, 치료중인 병원을 바꾸는 일은 거의 없다.

그렇다면 궁합이 잘 맞는지 판단하는 적당한 때는 언제일까. 그것은 치료중이더라도 비교적 가벼운 증상이거나 치료 초기인 경우, 또 앞으로 자신의 건강을 맡기고 싶은 의사, 즉 '주치의'를 선택할 때이다.

의사가 성실하다면 다소 상냥함이 부족해서 가까이 하기 어려워도, 처음에는 대화가 좀 어긋나더라도 점점 서로를 이해할 수 있게 된다. 말이 없고 무뚝뚝하거나 혹은 어눌하게 말하는 의사가, 여러 차례의 교류를 하다보면 의외로 따뜻하고 친절하게 진료를 해주고 열심히 설명해주는 경우도 있다.

환자가 이해와 납득을 하지 못하는 원인 중 하나로 의사의 설명이 부족한 경우가 있다. 환자가 이해하려고 노력하고 설명을 요구하는데도, 의사가 분명하게 설명해주지 않거나 전달해야 할 사항을 확실하게 전하지 않는다면 의사로서의 자세에 문제가 있는 것이다. 분명하게 설명하는 것을 꺼린다면 역시 병원을 바꾸는 것이 좋다고 생각한다.

　그렇지만 기본적으로 환자도 적극적으로 병을 치료하고자 하고, 의사도 환자와의 의사소통을 통해 최선의 치료를 행하고 있는데도 불구하고, 두 사람의 톱니바퀴가 잘 맞지 않아 이해와 납득에 이르지 못하는 경우도 있다. 의사에게 문제가 없다면, 환자가 고집이 세어 의사의 말이 잘못되었다고 느끼는 가능성도 생각해보아야 한다.

　이것은 의외로 흔한 일이다. 예를 들면 암이나 당뇨병처럼 현대인들에게 빈번히 발생하는 병, 주된 사망의 원인이 되기도 하고 진행 정도에 따라서는 매우 치료가 어려운 병에 대해서는 서적이나 잡지, TV나 신문, 인터넷 등에 다양한 정보가 실려 있다. 평소 그런 정보를 많이 접한 사람은 자신이 그런 병에 걸렸을 때 의사의 치료법에 문제가 있는 것은 아닌지 어느 정도 판단할 수도 있다.

　자신이 알고 있는 정보가 의사에게 반론을 펼 만큼의 의학지식은 아니더라도, '그 정보에 의하면 이 의사의 치료법은 옳지 않다'고 마음속으로 의심할 수는 있다.

　하지만 이런 종류의 정보는 상당히 구체적이어서, 특히 전문지식을 갖지 않은 일반인들에 대해서는 설득력이 있다. 아무래도 최소한의 정보뿐인 의사의 설명만으로는 환자의 궁금증과 의심을 풀어주기에 역부족인 경우가 많다.

이것은 의사에게나 환자에게나 어려운 문제이지만, 의사가 한발 앞서 환자의 본심을 알아낼 수 있도록 뭔가 해결책을 마련해야 하는 큰 문제이기도 하다.

의사의 말을 이해하는 데 방해 요소로 작용하는 것은, 앞에서도 말했듯이 환자가 갖는 인상, 직감도 들 수 있다. 환자의 입장에서 보면, 처음에는 사소한 병인 줄 알고 병원을 찾았다가 갑자기 중병이라는 선고를 받는 경우가 있다. 통원치료라면 그나마 괜찮지만, 곧바로 입원해야 한다면 정말 당혹스럽다. 몹시 불안하고 착잡한 기분에 사로잡히고 말 것이다.

그러므로 특히 처음에는 의사의 사소한 말과 대응에도 민감하게 반응하여, 쉽게 상처를 입거나 의심을 하게 된다. 상냥하고 친절하게 대해주는 의사와 간호사에게는 호감을 느끼고 신뢰를 갖지만, 반대로 이해할 수 없는 말, 차갑게 느껴지는 대응, 애매한 태도에는 과민반응을 보이며 의심과 불신을 품는 경우도 많다.

의사와의 의사소통이 잘 이루어지지 않는다고 생각한다면, 의료와는 직접적인 관련이 없는 처음의 나쁜 인상이 의사의 설명을 들을 때 미묘하게 작용하고 있지는 않은지 되돌아볼 필요가 있다.

물론 의사 측에서도 환자의 태도, 말투 등에 늘 충분히 신경을 써야 한다. 좋은 병원에서는 의사와 간호사가 환자에게 어떻게 대응하고 어떻게 말을 건네야 하는지 항상 주의를 기울이고 있다. 그럼에도 불구하고 환자와 의사소통이 잘 이루어지지 않는다면 다시 한번 전면 되돌아보아야 할 것이다. 이런 오해는 의사와 간호사의 성의에 따라 반드시 해소될 수 있다.

의사가 최신 치료법을
꺼리는 이유

환자에게 지나치게 강한 신념을 심어주는 것은, 일반적으로 만연해 있어 쉽게 접할 수 있는 다양한 정보일 것이다. 이들 정보 중에는 병원에서 행하는 치료법에 중대한 과오가 있다고 지적하는 경우가 적지 않다.

예를 들어 A 치료법이 있다고 하자. A 치료법에 어려운 문제가 있다는 것은 의사도 잘 알고 있다. 앞에서도 말했듯이, A 치료법을 선택하는 것이 겨우 51%의 가능성만을 가지는 경우도 있다. 하지만 어려운 문제를 안고 있다고 해서 그것은 '안 된다'고 처음부터 포기해버릴 수는 없다. 힘든 병일수록 안전하고 확실한 치료법이 없기 때문이다.

의사는 새로운 치료법을 선택하는데 소심한 면이 있다. 대부분의 의사는 안전성과 효과가 충분히 확인되지 않은 새로운 치료법을 사용하지 않으려 한다. 단, 현대 의료가 아직 불완전한 것인만큼, 의사는 안전하고 효과적인 치료법의 가능성을 적극적으로 시도해야 한다고 생각한다.

의사는 아직 효과와 안전성이 충분히 확보되지 않은 새로운 치료법을 전면적으로 부정하고 있는 것은 아니다. 전혀 그 내용을 모르는 것도 아니다. 일반화하기에는 정보가 불충분하다는 것이지, 수긍하는 부분이 있다는 것도 인정한다.

지금으로서 나의 전문 영역에서는 이런 사례는 없다. 단, 의사는 대부분 모든 분야의 의료에 대해서 교육을 받고 공부를 하기 때문에, 타 영역의 신치료법의 신뢰성을 판단하는 일은 어느 정도 가능하다. 하지만 실제로 보면, 신뢰하기에 충분할 만한 내용이 없고, 정보도 부족한 경우가 많다.

'이렇게 효과가 좋은 치료법이라는데, 왜 저 의사는 완고하게 부정하는 것일까' 하고 불평하는 환자가 있다는 것도 의사는 잘 안다. 만일 신치료법을 행한다면 자신의 병원에서는 완벽한 체제를 갖출 수 없기 때문에, 그 치료가 가능한 병원이나 의사에게 환자를 보내야 한다. 생각이 복잡하지만 그 때문에 부정하는 것은 아니다.

의사는 자신이 얻은 정보의 범위 안에서 그 치료의 타당성, 병의 회복 가능성을 가늠하고 있다. 그런데 환자가 알고 있는 정보만으로는 의사를 충분히 설득할 수 없는 경우가 많다. 대부분의 신치료법에 있어서 의사는 안전성 또는 효과를 확증할 만한 신뢰 있는 정보를 얻기 힘들다. 그래서 결점을 보완하면서 이제까지 행해온 치료법을 고수하는 것이다.

새로운 치료법을 행하는데 동의하는 것은, 의사가 어느 정도 신뢰성을 확인하고 현재의 치료법보다 높은 효과를 얻을 가능성을 인정한 경우이다.

암 치료를 예로 들면, 마루야마 백신을 비롯해 림프구 요법, 신면역요법 등, 일반 병원에서는 거의 시행하지 않고, 건강보험 진료의 대상에 해당되지도 않는 치료법이 있다. 효과를 본 환자도 있겠지만, 그 대부분은 객관적으로 평가할 수 있는 데이터로서 충분하지 않은 것이 현실이다.

이런 의사에게는
속지 마라

원래 인간의 몸은 매우 정교한 구조로 되어 있어, 병원균 같은 외부의 적이 침입하면 곧바로 알아채고 싸워서 몸 밖으로 내보내려는 기능이 작용한다.

필요 이상 섭취한 영양 성분을 배설하고, 간은 지나치게 섭취한 알코올을 분해하며, 컨디션이 안 좋으면 건강한 상태로 되돌리려는 항상성(생물의 생리계가 정상적인 상태를 유지하려는 현상)이 일어난다. 발열과 기침, 가래 등의 증상은 몸을 정상적인 상태로 되돌리기 위한 수단이다.

하지만 건강한 상태를 유지하려는 항상성의 기능에도 한계가 있다. 환자가 입원하거나, 장기 통원치료를 요하는 증상의 대부분은 항상성이 충분히 기능하지 않아, 치료하지 않고는 원래의 건강한 상태로 회복할 수 없는 경우이다.

체내에서 각기 주어진 역할을 완수하는 장기가 피로하거나 혹은 상처를 입으면, 침입한 방해꾼을 처리하지 못하고 영양부족에 빠지고 만다. 즉, 제 역할을 전혀 하지 못하는 것이다.

장기 중에서 가장 강하다고 할 수 있는 간(肝)은, 혹사에 혹사를 거듭하는 힘든 과로 상태에 빠져도 악착같이 계속 일을 하여, 거의 망가지기 직전까지 나쁜 증상을 나타내지 않는다. 지나치게 참기 때문에 회복할 수 없을 만큼 나빠지기 전까지 본인도 알아채지 못한다.

이처럼 항상성이 충분히 기능하지 못해 일상생활을 하는데 지장을 느낀다면, 상처 받은 장기의 기능을 회복시키기 위해 치료를 해야 된다. 즉, 지금까지 체내의 장기가 스스로 자연스럽게 해온 치유기능을 회복시키려면, 인공적으로 외부의 손을 빌릴 수밖에 없는 것이다.

그 중에서 약은 건강을 회복하는데 도움이 되지만, 몸에 있어서는 이물질이나 다름없다. 즉 대부분의 치료는 인체에 있어서 부자연스러운 것이며, 일시적이나마 몸의 밸런스를 깨뜨리게 된다. 이를테면 의사가 처방하는 약 중에는 주된 질환을 치료하기 위한 약뿐 아니라, 위장을 자극하는 약이 들어 있는 경우가 있다. 어떤 질환의 치료에 효과가 있는 약이나 요법은, 한편으로 다른 장기에 좋지 않은 영향을 미칠 수밖에 없는 것이다.

이렇듯 어떤 질환에 대한 효과가 높은 약이나 요법에는, 그 효과의 이면에 나쁜 작용이 나타날 우려가 많다. 부작용도 그 한 예이다. 의료행위란 그 부작용을 최소한으로 줄이면서, 환자 한 사람 한 사람에게 또는 그 사람의 몸에 유익하게 작용하도록 전력을 다하는 것이다.

새로운 치료법에는 좋은 점이 있을 것이다. 그것이 우리가 배운 서양의학의 영역 밖이라 해도 의사는 그것을 연구해야 하며, 효과와 안전성이 확보되면 만전의 주의를 기울이면서 조금씩 활용해가야 한다고 생각한다. 현재 한방 등의 동양의학을 도입하는 의사와 병원이 늘고 있는 것이 그 한 예이다.

단지 내가 염려하는 것은, 새로운 치료법을 강조하고 실천하는 의사의 주장이 약간 한쪽으로 치우친 경우가 많다는 점이다.

암 치료에서는 환부 절제, 방사선 치료, 항암제 등이 일반적인 시술 방법이다. 유감스럽게도 이들 치료법은 각각 단점이 있다. 이를테면 항암제 투여로 인해 크고 작은 부작용을 가져오고, 환자에 따라서는 상당한 육체적인 손상을 입을 수도 있다.

이런 부작용의 사례를 일일이 열거해, 그런 치료법이 근본적인 잘못이라고 주장하는 책도 있다. 그런 책의 저자는 이제까지와는 다른 사고방식으로 새로운 치료법을 정당화하고, 그 성공 사례를 책에 싣고 있다.

잠깐 읽어본 느낌은, 지금까지의 암 치료법에서는 대부분의 환자가 비참한 꼴을 당한다는 것이다. 책에 씌어진 대로 옮기자면, 환자가 입은 손해는 매우 크다. 그러므로 의사는 부작용을 억제하는 수단을 취하든가, 치료방침을 변경해야 한다는 것이다.

그렇지만 개개의 치료방침에 문제가 있다고 해도 항암제 등 기존의 방법을 전면적으로 부정하는 것은 섣부른 판단이다. 항암제는 모든 환자에게 똑같은 부작용을 가져오는 것이 아니라 효과적인 사례도 얼마든지 있다.

신치료법의 성공사례에는 기존의 방법으로 고생한 사람이 신치료법으로 효과를 본 예도 소개되어 있다. 중병에 걸린 환자는 원래 그것이 치유하기 어려운 병이라는 것을 알고 있기 때문에, 어차피 치료가 어렵다면 지금까지 해왔던 방법보다 새로운, 좀 더 가능성이 높은 방법을 시도하고 싶어한다.

그 생각은 나쁘지 않다. 문제는 그런 정보가 어느 정도 신뢰할 수 있느냐이다.

만일 암이나 당뇨병 등 완치하기 어려운 병에 걸린 환자가, 현재 받고 있는 것과는 다른 새로운 치료법을 알게 되어 자신도 시도하고 싶은 생각을 했다고 하자. 그때 먼저 그 치료법이 어떠한 것인지, 효과는 어떤지, 안전성은 어떤지, 확실한 병원과 의사를 선정할 수 있는지 등, 되도록 상세하게 조사해야 할 것이다.

그리고 현재 자신의 담당의사에게 반드시 상담할 것을 권하고
싶다. 평소 의사와 신뢰관계를 유지하고 있다면 의사는 결코 극
구 반대하지 않을 것이다. 반대할 경우 납득할 만한 설명을 해줄
것이다.

그리고 또 하나 권유하고 싶은 것은, 담당의사의 조언만 들을
것이 아니라, 그 신치료법을 행하고 있는 의사(병원)를 방문해
설명을 들으라는 것이다. 어떤 치료를 행하고 있는지, 문제는
없는지, 의료설비는 확실하게 갖춰져 있는지. 불안과 의문이 있
으면 사전에 질문하여 해소하고, 이 정도면 치료를 받아도 괜찮
겠다고 생각한 순간 결심하면 되는 것이다.

이처럼 사전 조사가 필요한 것은, 그런 새로운 의료술을 실천
하는 의사 가운데는 의사로서의 탄탄한 기초 위에 새로운 경험
을 쌓아올린 신뢰할 만한 사람도 있지만, 지금 당장 신뢰하기에
는 뭔가 꺼려지는 의사도 있기 때문이다.

이제까지 인정받아온 것과는 다른 새로운 치료법, 또는 서양
의학과는 다른 치료법은 의학적으로 효과가 있다고 단정지어 말
하기 어려운 것이 실정이다.

새로운 것, 다른 것이 충분히 치료 가치를 지니고 있다 하더
라도, 정당한 요법으로서 인정받는 데 오랜 시간이 걸리며, 반
드시 인정받는 것도 아니다. 의료로서는 위법이 아니어도, 건강
보험의 대상이 아니라면 많은 돈이 든다. 환자나 가족들에게는

이중의 부담이 아닐 수 없다. 또한 신 의료술은 극히 소수의 의사만 시술할 수 있기 때문에 치료방법, 의료기술의 향상으로 이어지기가 상당히 더딜 수밖에 없다.

새로운 치료법이 설령 훌륭한 내용이라 해도, 행정의 관리가 뒷받침되지 못해 기술이나 증례연구 등의 면에서 불충분할 우려가 많으며, 위험도도 높고, 금전적인 부담도 커진다. 환자는 그 위험을 되도록 줄이려는 노력을 하지 않으면 안 된다.

병을 어디까지
치료해야 하는가

새로운 치료법의 효과를 강조하는 책이나 잡지 기사는, 기존 치료법의 단점을 과장하여 지적하고 공격한다. 그것은 자신의 병에 대해 불안해하는 환자에게 두려움을 안겨준다. 그것과는 정반대로 신치료법은 몸에 이롭고 효과 좋은 것으로 소개되기 때문에, 환자는 강하게 현혹되어 '이 방법이 가장 좋아. 이 방법밖에 없어'라고 생각하게 된다.

즉, 여러 가지 실례를 들어 A가 위험한 방법임을 철저하게 인식시켜, 그 반사작용으로 A와는 전혀 다른 B가 뛰어나고 좋은 방법이라고 각인시키는 표현 방법을 취하고 있는 것이다. '이제까지의 방법은 틀렸다. 따라서 새로운 방법이 옳다'라고 말하면, 누구나 마음 한구석으로는 엉터리라고 생각하더라도, 그 엉터리

이론이 결국은 통하게 된다.

이것은 상당히 의도적인 방법이지만, 이런 마법에 걸리기 쉬운 것이 사람이다. 다른 사람이 직접적으로 작용하지 않아도, 두 가지 중 하나를 나쁘다고 생각하면 반사적으로 다른 하나는 좋다고 믿어버린다.

어느 하나를 절대적으로 나쁘다고 여기는 사고방식은 아주 위험하다. 특히 의료계에 절대적인 것은 없다. 절대 틀린 것도 절대 옳은 것도 없다. '절대 옳다'라는 주장에 대해서는 절대 의심하는 것이 좋다.

함께 병마와 싸우고 있는 의사를 의심하는 것은 그다지 좋은 태도가 아니지만, 환자는 늘 냉정한 눈으로 판단하여, 무슨 일이든 절대 옳다거나 절대 그르다는 사고방식은 갖지 않는 것이 좋다.

의사의 판단도 마찬가지다. 이것이 절대 옳다든가, 이 방법밖에 없다는 식의 판단은 어느 한 시점에서의 판단이다. 시간이 지나고 병세의 변화에 따라 방법을 수정해야 하는 경우도 있고, 처음으로 돌아가 다른 방법을 다시 선택해야 하는 경우도 있다.

의사에게는 물론 환자에게도 중요한 것은, 사물을 균형 있게 바라보아야 한다는 것이다. 한 가지 생각만으로 밀어붙이지 말고 다양한 면에서 관찰하도록 한다. 지나치게 자신의 신념에 빠지지 않고 편협한 사고를 버린다면, 큰 실수를 하는 일은 없을

36

것이다. 사소한 실수를 범하더라도 금방 수정할 수 있다.

　'균형 있게'라는 말은, 어느 한 가지 사실에 치우치지 않고 전체를 본다는 의미이다. 중요한 사항을 일일이 확인하여 간과하는 부분이 없도록 한다는 것이다. 게다가 의사는 최상의 상태로 병을 치료하기 위해, 어떤 방법을 취해야 하는지, 부작용을 고려하여 어떤 방법이 가장 좋은지를 판단하고 결정해야 한다.

　환자 또한 마찬가지로 자신이 바라는 조건과 피하고 싶은 조건 등을 균형 있게 바라보면서, 의사의 제안을 받아들여야 할지, 의문은 없는지를 생각하며 납득할 만한 답을 찾아야 한다.

　균형 있게 바라본다는 것은 일반적이고, 상식적인 판단을 한다는 것이 아니다. 균형을 잘 맞추어 치우치지 않은 사고로 판단하여 가장 적합하다고 생각되는 것을 선택하되, 그때는 가장 중요한 점은 무엇인지, 무엇을 빠뜨리면 안 되는지를 확인하는 자세가 필요하다. 가장 중요한 점이란, 이를테면 병을 어디까지 치료해야 하는가이다. 또한 빠뜨려서는 안 되는 것이란, 환자의 몸에 일정 한도 이상의 부담을 주지 않는다는 것이다.

　인간이 행하는 의료에서는 인간의 몸에 인위적으로 손을 대기 때문에, 질환을 회복시키고 치료하기 위해 건강한 부분에 다소 해를 끼칠 수밖에 없는 경우가 있다. 암세포와 같은 체내의 나쁜 부분을 공격하여 궤멸시키고자 하면, 주위의 건강한 부분에도 상처를 입히고 만다. 그 결과, 암세포를 제거하는 대신 몸을 쇠

약하게 만들어, 침입하는 외부의 적과 싸우는 데 필요한 저항력을 떨어뜨리게 된다.

어떻게 하는 것이 가장 좋은 결과를 내는지 판단하는 것은 매우 어려운 문제이다. 어느 쪽이 더 위험한가, 불행하게 나쁜 결과가 나왔을 때 어느 쪽이 더욱 나쁜 증상을 보이는가, 병의 원인을 완전히 제거하는 것과 병의 원인을 남겨두고 싸울 힘도 남겨두는 것 중 어느 쪽이 바람직한 결과로 이어지는가. 이런 점은 누구에게나 어려운 문제이고, 사람에 따라서 답이 달라질 수 있다.

어쨌든 선택을 해야 하는 경우, 예측할 수 있는 플러스, 마이너스를 고려하여 자신이 얻고 싶은 결과를 분명히 파악하고, 최소한 지켜야 할 한도를 벗어나서는 안 된다. 즉 우선순위를 명확히 하지 않으면 안 된다.

고혈압을 우습게 보지 말라

자칫하면 의사는 환자에게 나타난 여러 나쁜 증상들을 치료하는 데 있어서 일반적인 접근을 하기 쉽다. 어느 증상에나 균등하게 대응하는 일반적인 치료는 언뜻 보면 균형있게 보이기는 하지만, 치유하는데 오랜 시간이 걸리면 증상이 악화될 우려가 있다.

위험하다고 말하면서도 충분한 치료를 하지 않고 증상이 진행되도록 방치하는 것의 대표적인 예로써 고혈압을 들 수 있다. 고혈압은 병원에 가면 반드시 주의 받는 증상이지만, 혈압을 건강한 수준까지 낮추도록 확실한 치료를 하지 않는 의사가 상당히 많다.

하지만 고혈압은 일반적으로 알고 있는 것보다 훨씬 심각한 증상이다. 혈압이 높아지지 않도록 늘 주의한다면 생활습관병은 상당히 예방할 수 있다. 반대로 고혈압을 조절하지 못한 채 방치해두면 분명 병마에 시달리게 된다. 이것은 의학적으로 검증된 사실이며, 중년 이후의 인생을 좌우할 정도로 중요하다.

고혈압이란 수축기혈압(최고혈압)이 140mm/Hg, 또는 확장기혈압(최저혈압)이 90mm/Hg 이상일 때를 말한다. 이 수치를 넘으면 혈압을 낮추도록 노력할 필요가 있다.

내가 막 클리닉을 개업했을 무렵, 40대의 혈압 높은 남성을 몇 명 진료한 적이 있다. 그 사람들은 모두 건강보험에서 제공하는 무료건강검진을 받으려고 병원을 방문했다. 처음에는 특별한 증상은 없었다. 모두 고혈압이 문제여서 혈압을 조절하기 위해 혈압 강하제를 처방했는데, 자각 증상이 없어서 그후에는 찾아오지 않았다.

하지만 얼마 후 다시 병원을 방문했다. 그들도 고혈압에 다소 불안감을 가지고 있었던 것이다. 실제로 혈압이 꽤 높아진 상태였다. 두세 번 더 진료한 후에 상태가 나빠진 환자의 뇌 CT 촬영을 했다. 그 결과, 동맥경화로 인해 혈류가 고루 퍼지지 못한 탓에 조직이 괴사하여, 거무스름하게 찍힌 부분이 대뇌 전체에 퍼져 있었다. 뇌경색이다.

환자 본인도 어딘가 이상하게 의미 없이 히죽히죽 웃는 상태였다. 그들은 고혈압을 그대로 방치해두어 동맥경화를 일으켰으며, 그 결과 심각한 합병증을 불러오고 말았다.

50~70대의 환자 가운데는 역시 혈압이 높아 CT로 보면 혈관 조직이 죽은 부분이 군데군데 퍼져 있는 경우가 있다. 젊어서부터 혈압이 높았던 사람에게는 흔한 일이다. 고혈압을 그대로 방치해둔 사람과, 혈압을 낮게 유지하는 사람의 차이는 확연하다.

고혈압은 3대 사망 원인으로 꼽히는 암, 심장질환, 뇌질환 중, 암을 제외한 나머지 두 병의 중요한 요인이 된다. 고혈압을 방치해두면 결국 동맥경화를 초래한다. 이러한 혈관 장애는 혈액을 온몸으로 내보내는 심장의 기능에도 이상을 가져온다. 그리고 뇌의 혈류를 방해하여 뇌경색을 일으킨다.

노인들의 치매 가운데 뇌혈관성 치매는 40%를 차지하고 있는데, 이것은 상당히 높은 비율이며, 그 대부분이 고혈압에 의한 것이라고 여겨진다. 치매는 완치하기 어려운 병이지만, 혈압이 높아지지 않도록 조절하면 어느 정도 예방할 수가 있다. 그러므로 혈압이 높은 사람은 안전한 수준까지 낮추지 않으면 안 된다. 혈압 강하제만 믿고 안심하지 말고, 수시로 체크하여 충분히 낮출 수 있는 방법을 강구해야 한다.

혈압에 대해서는 의사들 사이에도 사소한 오해가 있다. 흔히 현기증 증상을 호소하는 환자의 혈압이 급격히 높아지는 경우가 있는데, 그 현기증의 원인을 고혈압이라고 진단하는 의사가 있다. 하지만 그것은 절박한 상태에서 갑작스럽게 혈압이 오른 것에 불과한 경우가 대부분이다. 이처럼 혈압은 일시적으로 오르는 경우도 있다. 의사는 환자가 일상적으로 고혈압인지, 일시적으로 혈압이 높아진 것인지 분명하게 파악할 필요가 있다.

혈압은 최고혈압이 200mm/Hg까지 올라도 현기증을 일으키는 일은 없다. 혈압은 무증상이다. 고혈압으로 인해 발생하는 질환이 많아 심각한 증상에 이르기도 하지만, 고혈압 그 자체가 직접적인 증상으로 나타나는 일은 없다. 그리고 이 무증상이 고혈압에 대한 위기감을 못 느끼게 하는 것이다.

고혈압 중에는 악성 고혈압이 있는데, 두통, 경련, 의식장애 등 모든 뇌의 증상을 불러일으킨다. 이 경우는 증상이 있으며, 매우 위험하다. 하지만 일반적인 고혈압은 이것과는 별개로서 인식하고 대처해야 한다.

무증상인 고혈압은 평소에 잊고 지내는 경우가 대부분이다. 그렇지만 잊고 있어도 고혈압의 영향은 확실히 위험을 가져올 수 있다. 무증상이 두려운 것은, 증상이 겉으로 나타나지 않는 동안 파괴 활동을 벌여, 깨달았을 때는 이미 돌이킬 수 없는 지경에 이르고 만다. 하지만 혈압의 수치를 파악하고 늘 안전하게 조절한다면, 그런 파괴 활동은 사전에 막을 수 있다.

적정 혈압을 유지하라

       혈압을 내리기 위해서는 먼저 자신의 표준 혈압치를 파악할 필요가 있다. 아침 기상 직후, 점심식사 후, 취침 전, 이렇게 하루 3회 측정하여 데이터를 만들고 적정한 방법으로 컨트롤하도록 한다.

혈압은 일상생활 속에서 무리 없이 내릴 수 있다. 식사 때에는 염분을 줄인다. 우리가 매일 먹는 된장국이나 라면 등에는 염분이 많이 들어 있다. 된장국 한 그릇에는 4그램 정도의 염분이 함유되어 있고, 라면 한 그릇에는 6그램이나 되는 염분이 들어 있다.

된장국의 양을 반 정도 줄이거나, 라면 스프를 조금만 넣는 등 염분 섭취를 줄이는데 신경을 써서, 하루의 염분 섭취량을

7.5그램 이하로 유지하도록 한다.

혈압을 내리는 데는 운동도 효과적이다. 운동은 체중 조절에도 좋다. 비만은 혈압을 높이는 원인이기도 한데, 식사를 할 때에는 칼로리를 지나치게 섭취하지 않도록 함과 동시에, 적절한 운동을 하는 것이 혈압을 조절하는 데 도움이 된다.

비만도는 BMI 지수(body mass index)가 기준이 된다. BMI 지수는 '체중(kg)÷신장(m)의 제곱'으로 구하며, 신장 170cm, 체중 60kg인 사람의 경우 BMI 지수는 20.8이다. 20~25가 정상이며, 30 이상이면 상당한 비만이다.

운동은 빨리 걷기, 자전거 타기 등 산소를 충분히 공급하면서 하는 유산소운동이 가장 좋다. 운동을 하면서 지나치게 심장에 부담을 주면 위험하기 때문에, 너무 무리하지 않도록 스스로 적절한 강도를 유지하는 것이 중요하다. 또한 이미 심장 질환이 있는 사람은 새롭게 심전도 등 심장 검사를 하여, 운동을 해도 괜찮은지 의사의 조언을 구하는 것이 좋다.

심장에 질환이 없는 경우에는 맥박이 1분 동안 '138-(나이÷2)'가 되는 정도의 강도로, 하루에 30분 이상 운동하는 것이 무리도 없고 효과적이다. 50세라면 1분 동안의 맥박수가 113회가 되도록 유지하면서 운동한다. 이것은 그 나이의 사람이 갖고 있는 체력의 40% 정도를 사용한 강도의 운동이라고 할 수 있다.

걸으면서 15초 동안 맥박을 측정하여 곱하기 4를 하면 1분 동안의 맥박수가 된다. 맥박수를 참고로 해서 적절한 강도가 되도록 걷는 속도를 조절하고 유지한다. 사람마다 운동 강도가 다르기 때문에, 운동의 종류에 따라서는 친구와 함께 하는 것은 권하고 싶지 않다. 여러 사람이 같이 운동을 하다보면 아무래도 운동 능력이 뛰어나고 체력 수준이 높은 사람에게 이끌려 자신의 페이스를 잃기 때문이다.

또한 아침 일찍 운동을 하는 것도 생각해볼 일이다. 이른 아침에는 아직 몸 상태를 조절하는 자율신경이 깨어나지 않아 몸이 충분히 안전하게 반응할 수 없고, 그만큼 다칠 위험이 크기 때문이다.

몸이 유연하게 반응하여 갖가지 위험을 피하기 위해서는 밤이 낫겠지만, 밤에는 어두워 주변 상황을 재빠르게 식별할 수 없기 때문에, 특히 고령자는 주의할 필요가 있다. 아니면 해가 지기 전인 오후 시간대에 운동하는 것도 좋은 방법이다.

제 2 장

후회하지 않는
의사 선택법

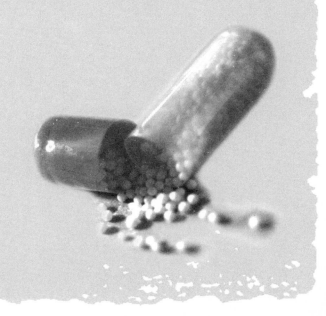

먼저 주치의를 구하라

　　사람들이 몸이 '어딘가 이상하다'고 느낀 경우 먼저 가까운 개인 의원을 찾는다. 그곳에서 "대형 병원에 가서 자세한 검사를 받아 보세요"라고 권유받으면 종합병원으로 발길을 옮기는 것이 보통이다.

　　의료기관은 일반적으로 병원(hospital)과 의원(clinic)으로 나뉜다. 이것을 구분하는 기준은 침대 수이다. 입원 환자용 침대 수가 20개 이상인 의료기관을 병원이라 부르고, 그 이하인 경우를 의원이라 부른다. (우리나라의 경우는 3차 의료기관으로 구분한다. 1차는 의원급으로 병실 침대 수가 20개 미만, 2차는 중소병원으로 침대 수가 20~80개, 3차는 종합병원으로 침대 수가 80개 이상―옮긴이) 의사가 개인적으로 여는 형태를 주로 '의원' '클리닉' 등 여러 이름으로 부른다.

큰 종합병원에서는 반나절 기다렸다가 진찰받는 시간은 고작 '3분'이 일반적인 상식처럼 되어 있기 때문에, 가벼운 통증만 가지고는 좀처럼 방문하기 어려운 것이 현실이다.

기초진료란 의사가 초기 환자의 문제점을 정확히 파악하여 적절히 치료하고, 상황에 따라서 전문의에게 소개하는 역할을 하는 것이다. 그렇다면 평소에 무엇이든 상담할 수 있고, 자신의 몸 상태를 잘 아는 '단골 의사' 즉 '주치의'를 구하는 것이 최선이라고 할 수 있다. 근처의 개업의든 지역의 종합병원이든 다 좋겠지만, 나는 가까운 개인병원을 권하고 싶다.

예를 들어 배가 아플 때, 그것이 위인지 장인지 아니면 다른 내장에서 생긴 통증인지, 주치의에게 상담하면 금방 가늠할 수 있다. 주치의는 평소에 나의 몸을 진료하기 때문에, 어떤 증상이 일어나기 쉬운지 정확히 판단한다.

의사와 처음 대면을 하면, 긴장한 나머지 증상을 제대로 호소하지 못하거나, 의사의 설명을 잘 이해하지 못해서, 결국 '뭔지 잘 모르겠지만 어쨌든 진찰받았다'고 스스로 위로하는 경우가 많다.

하지만 주치의라면 거리낌없이 불안감을 호소할 수 있다. 보다 상세한 설명을 듣고 싶은 경우에도 의사는 충분히 시간을 할애해준다.

하지만 주치의로 여길 만큼 '좋은' 의사를 선택하는 것이 그리 쉬운 일은 아니다. 대부분의 경우 다니기에 편리하다는 이유로 근처 의원을 주치의로 선택한다. 그 의사가 자신이 원하는 바를 충족시켜준다면 문제가 없겠지만 그렇지 않을 수도 있다.

중요한 것은 반드시 자신의 눈으로 확인하고 나서 선택해야 한다. '주위의 평판'도 어느 정도 판단 기준이 되겠지만, 다른 사람에게 좋은 의사라도 자신에게는 맞지 않을 수 있다. 평소에 정보를 수집해 '이 사람이면 괜찮겠다'고 생각되는 의사를 만날 때까지 병원 리스트를 뽑아, '병원 순례'를 실행하도록 권유하고 싶다.

예를 들면 감기나 복통을 앓고 있는 경우, 처음에 A 의원을 갔다면 다음에는 B 의원, 그 다음은 C 의원 등의 순으로 여러 병원을 방문해보는 것이다.

감기나 복통을 얕보면 안 되지만, 이런 증상의 경우 다른 심각한 원인이 잠재해 있지 않는 한 진단 자체에 큰 차이는 없다. 그러므로 의사가 어떤 태도로 환자를 대하는지 잘 관찰할 수 있다.

"아, 감기군요. 약을 처방해드릴게요."

라고 의사가 말해도 그것으로 만족하지 말고 "어떤 약입니까?" 하고 물어본다. 아니면 의사가 "주사를 놔드릴게요"라고 말한 경우라면 "약보다 주사를 맞는 게 나은가요?" 하고 물어본다.

질문에 대해 시큰둥한 반응을 보이거나 제대로 설명을

해주지 않는 의사라면, 두 번 다시 발걸음할 필요는 없다.

　반대로 증상과 약의 효과뿐만 아니라, 목욕이나 식사에 대해서도 자세히 설명해주는 의사라면 신뢰할 만하다.

　신뢰할 수 있는 주치의의 조건은 다음과 같다.

① 먼저 친절하여 안심할 수 있을 것. 환자의 호소를 친근하게 들어줄 것.

② 진찰, 검사 결과를 알기 쉽게 상세히 설명해줄 것.

③ 증상뿐 아니라, 앞으로의 예측과 치료, 요양방법 등을 가르쳐줄 것.

④ 약의 내용과 작용, 부작용, 복용 방법을 정확히 일러줄 것.

⑤ 일상생활 상담에 응해줄 것. 식사와 수면, 안정, 일할 때의 주의점 등을 알려줄 것.

⑥ 예전의 병에 대한 자료를 보관하고 잘 기억해줄 것.

⑦ 필요한 경우 곧바로 전문의나 전문병원을 소개해줄 것.

　이것을 기준으로 어떤 태도로 환자를 대하는지 냉정히 관찰하고, 아울러 대화하기 편한 사람인지, 자신의 의견을 잘 들어주는지 등을 종합적으로 판단하여, 주치의로 적당한 병원을 선택하면 된다.

　그러기 위해서는 정보수집이 매우 중요하다.

　먼저 집이나 직장 근처, 걸어다닐 수 있는 거리에 어떤 병원이 있는지 알아둘 필요가 있다. 내과, 외과를 비롯해, 안과, 이비인후과, 치과, 피부과 등을 조사하여 지도를 만들어둔다. 지도에 동그라미 표시를 하고 전화번호를 기입해두면, 유사시에 곧바로 사용할 수 있다.

흔히 주위 사람에게 "그 의사의 평판은 어떤가요?" 하고 묻는 경우가 있는데, 이것은 그다지 좋은 방법이 아니다. 다른 사람에게 '좋은 의사'가 자신에게도 좋으리란 법은 없기 때문이다. 또한 사람들은 약이나 주사에 대한 믿음이 두텁기 때문에, 약을 대량으로 처방해주는 의사를 고맙게 여기는 경향이 있다. 상황에 따라 다르겠지만, 이 경우는 그다지 양심적인 의사라고 말할 수 없다.

단, 여러 사람이 입을 모아 칭찬하는 의사라면 나름대로 장점이 있을 것이라고 판단할 수 있다. 그렇다면 직접 찾아가 확인해본다. 실제로 진찰을 받아보고 좋은 인상을 가지면 주치의로 삼으면 되고, '조금 부족하다'고 여겨지면 다른 병원을 찾으면 된다.

그러나 아무리 병원 리스트를 만들고 지도를 만들어도 선택하기 어렵다면, 구청이나 보건소에서 상담해보는 방법도 있다. 대부분의 보건소에는 건강상담 창구가 마련되어 있으므로, 그곳에서 적당한 병원이나 의원을 소개받을 수 있다. 이 경우는 전문적인 곳을 소개해주는 경우가 많기 때문에, 어떤 병원에 가면 좋을지 모를 때는 상담해보는 것도 효과적이다.

인터넷을 이용해 병원 정보를 수집하는 것도 한 방법이다. 예전에는 중소병원에 관한 정보는 찾아보기 힘들었지만, 최근에는 홍보에 신경 쓰는 병원이 늘어 중소병원의 의료정보도 상당히 자세히 올라 있다.

검색 사이트에서 자신의 병에 대한 전문 병원을 검색해보면 좋은 병원을 찾아낼 수 있다.

주치의는 이런 점이 좋다

개인병원은 통원치료에 편리하다는 이점뿐 아니라, 종합병원과 비교해 대기 시간을 절약할 수 있어 여유 있게 진료해준다.

개인병원에서는 가벼운 두통이나 복통 같은 증상만 진찰하는 것이 아니다. 고혈압, 고지혈증, 초기 당뇨병 등의 생활습관병의 경우 장기간 지속적으로 치료받아야 하는데, 집에서 가까운 병원이 아무래도 다니기에 편리하다.

양심적인 주치의라면 개개인의 증상과 몸 상태를 잘 관찰하여, 대량으로 약을 처방하거나 주사를 남용하지 않고, 천천히 병을 치료하려는 자세를 갖추고 있다.

동시에 환자의 경과를 종합적으로 관찰하기 때문에, 처방했던 약의 종류와 양을 수시로 체크할 수 있어, 약 남용으로 인한 부작용을 미리 막을 수 있다. 또한 처방한 약을 지시대로 복용하고 있는지 등도 체크해준다.

따라서 만약 환자가 다른 병원에 다닌 적이 있다면, 그곳에서는 어떤 약을 처방받았는지 병원에 분명하게 알리는 것이 중요하다. 그 외에 평소에 복용하고 있는 약이나 침과 뜸의 경우도 알리는 것이 중요하다. 처방할 약의 종류나 양을 바꿔야 하는 경우도 있기 때문이다.

이런 점을 고려하면서 주치의와 제대로 신뢰관계를 쌓기 위해서는 나름대로의 원칙이 필요하다.

먼저, 한번 신뢰할 만하다고 판단했으면 되도록 오래 교류할 것. 개인의 건강상태를 파악하려면 일정기간의 데이터가 필요하다. 주치의를 자주 바꾸면 데이터가 축적되지 않아, 꼼꼼한 진료를 기대하기 어렵다. 물론 신뢰하기에 부족한 면이 있다고 판단한 경우는 예외이다.

주치의는 전문분야는 물론 폭넓은 의학지식을 갖춘 사람이 가장 좋겠지만, 지금의 의료는 하루가 다르게 발전하고 있어, 최신 치료법과 신약이 속속 개발되고 있다. 그래서 자신의 전문분야 외의 병인 경우, 제대로 된 의사라면 냉정하게 판단하여 최신 설비를 갖춘 다른 병원으로 보낼 것이다. 그것이 최선의 선택이기 때문이다.

하지만 의사 중에는 이런 최신 정보에 민첩하게 대처하지 못한 채, 과거의 경험에만 의존해 진료를 하는 사람도 있다. 이런 의사는 자신이 치료할 수 있는지 없는지를 판단 못하는 경향이 있다.

최근 'EBM'(Evidence Based Medicine)이라는 말을 자주 사용한다. '과학적 근거에 기초한 의료'라는 의미로, 의사 한 사람의 경험이나 감에 의존하는 것이 아니라, 몇 천, 몇 만 건의 데이터를 토대로 하여 올바른 치료법을 찾는 방법이다. 앞으로의 의료에는 이 요소가 없어서는 안 된다. 단, 이것도 천차만별이어서 개인이 가진 특징을 파악하는 것은 의사의 재량에 맡겨질 수밖에 없다.

몇 차례 방문해도 병의 원인을 찾아내지 못하거나 증상이 개선되지 않는 경우, 가만히 있지 말고 의사나 병원을 바꿔본다. 지금은 자신의 생명은 자신이 지키는 시대이다. 의리를 내세울 일은 아니다.

신뢰할 수 있다고 판단한 경우는 의사에게 처방받은 약, 운동, 식사, 목욕, 수면 등의 지시를 반드시 지켜야 한다. 마음대로 판단하여 지시를 따르지 않으면 병이 장기화될 우려가 있기 때문이다.

주치의에게 다른 병원을 소개받아 치료를 받는 경우, 주치의에게 경과를 보고하는 것도 잊지 말아야 한다. 단순히 의사에 대한 예의 때문이 아니라, 퇴원 이후 주치의가 진료를 이어받는 경우도 많기 때문이다. 병원에서의 첫 진단, 치료에 희망이 보인 시점, 그리고 치료가 끝난 시점에서 반드시 주치의에게 보고하도록 한다.

그렇지만 환자가 말로 설명하기란 쉽지 않은 것이 현실이다. 그런 경우는 치료받는 병원으로부터 소견서를 받아 주치의에게 전달하 것이 좋다. 그렇게 하면 새롭게 데이터를 축적할 수 있다.

믿을 수 있는 의사 선택법

　　　　주치의를 가지려면, (1)A 의원에서 진료를 받는다 →(2)A 의원에서 원만히 치료가 안 될 때는 가까운 B 병원을 소개 받는다 →(3)그곳에서도 치료가 결말이 나지 않을 때는 전문병원으로 간다, 는 순서를 밟게 된다.

　하지만 경우에 따라서는 이 순서를 밟다가 오히려 치료시기를 놓치거나, 최적의 병원을 찾지 못할 가능성도 있다. 의사들은 서로 연계되어 있지만, 병의 종류나 증상에 따라 대처가 늦어질 수도 있기 때문이다.

　그래서 먼저 환자가 자신의 증상을 파악하여, 개인병원으로 갈지 종합병원으로 직행할지를 결정해야 한다. 다소 독단적이어도 상관없다. 먼저 스스로 증상을 판단하는 것이다. 예를 들면 이런 경우이다.

'증상이 가벼운' 경우는 개인병원으로

'조금 몸이 안 좋다'는 느낌이 드는 상태. 감기, 피로, 머리가 무겁다, 식욕이 없다, 위가 더부룩하다……는 경우. 개인병원에서 진찰과 간단한 검사를 받고, 약으로 치료되는 경우가 대부분이다. 진료 과정에서 고혈압이나 당뇨병 등의 생활습관병이 발견되는 경우도 있다.

자세하게 진료를 받고 싶을 때는 주치의에게 소개 받는다

기침이 오래도록 계속된다, 열이 내리지 않는다, 현기증이 난다, 심장이 두근거리고 숨이 가쁘다, 가슴이 아프다, 구역질이 난다, 설사가 심하다, 자주 비틀거리고 넘어진다……등의 경우이다.

이런 때는 주치의와 상담하고, 정밀검사나 입원이 필요한 경우는 소견서를 받는 것이 좋다. 이것을 흔쾌히 받아들여야 제대로 된 주치의라고 할 수 있다.

'목숨이 위태로운' 경우에는 구급차를 부르거나 응급실로

심한 상처, 화상, 의식불명, 심한 두통과 구역질, 호흡곤란, 가슴과 배의 통증으로 움직일 수 없다, 각혈, 토혈……등의 경우이다.

이런 경우는 119로 곧바로 전화하여 구급차를 부르거나 응급실로 향하는 것이 좋다. 또한 주치의에게 전화를 하여 그 지시에 따르는 방법도 있다.

즉, 일반적으로 의사가 어떤 상황에서 '가볍다' '중간이다' '중증이다'라고 판단하는지, 그 기준을 기록해두도록 한다.

먼저 '외래치료로 충분하다'고 판단한 것이 경증, '외래치료도 가능하지만, 입원하는 것이 더 나은 경우'가 중간 정도, '절대로 입원이 필요하며, 목숨이 달려 있는 경우'가 중증이다.

병원 간판으로
진료과목 판단하기

       일반적으로 개인 의원은 대부분이 의사 한 사람에 의해 운영되고 있다.

진료과목은 각각이지만 대개 내과, 산부인과, 비뇨기과, 소아과 등 복수 진료를 내걸고 있다. 혹은 외과, 정형외과 식이다.

하지만 간판에 내건 진료과목에 대해 전부 전문적으로 진료하는가 하면, 반드시 그렇지 않은 것이 문제이다. 그러면서 왜 여러 진료과목을 내세우는 것일까. 그것은 환자를 많이 끌어들이기 위해서이다. 실제로 복수 진료과목에 정통하다면 문제없지만, 현실은 그렇지가 않다.

의과대학은 종적인 시스템으로 되어 있기 때문에, 아무래도 전문분야가 한정될 수밖에 없다. 대학을 졸업하면 대학병원이나 종합병원에서 각각의 전공과로 나뉘어 수련을 받는 구조이다. 이런 시스템 안에서는 한 사람의 의사가 다수 분야에 정통하기란 불가능하다. (한국에서는 4년간의 수련의 과정을 마치고 전공의 시험에 통과하면 전문의라고 부르고, 의과대학만을 졸업한 의사를 일반의라고 부른다. — 역자 주)

더구나 일본에서는 의사가 스스로 내과의라고 결정하면 내과를 전문으로 내걸고, 피부과 진료도 가능하다고 생각하면 동시에 피부과를 내걸어도 법적으로 문제될 것이 없다.

대부분의 의원은 내과 간판을 내걸고 있다. 이것은 내과 환자가 가장 많다는 뜻이다. 게다가 의원에 오는 환자는 감기나 고혈압, 초기 당뇨병 등, 비교적 가벼운 증상인 경우가 많기 때문에, 내과를 기본 진료로 하면 웬만한 환자는 전부 볼 수 있다.

하지만 '내과의' 전문인 경우는 그렇다 쳐도, 동시에 '산부인과의'이며 '소아과의'라고 내건 경우 모든 것을 액면 그대로 받아들여서는 안 된다.

환자도 현명해질 필요가 있다. 의사가 몇 명 안 되는 작은 병원인데 많은 진료과목을 내건 경우 조금 의심해보아야 한다.

동시에 그 병원의 진짜 전문을 파악하는 눈을 길러야 한다.

일반적인 원칙으로 말하면, 내과의가 외과를 함께 보는 예는 적다는 것을 염두에 두어야 한다. 외과의에게는 수술이 불가피하지만, 내과가 전문인 경우는 외과수술 경험이 많지 않다. 그래서 대부분의 내과의는 익숙하지 않은 수술을 해서 의료사고를 일으키지 않으려 한다. 또한 개인병원의 환자는 내과계통이 많기 때문에 내과만으로도 병원운영에 차질이 없다고 생각하고 있다. 따라서 내과전문, 외과전문이라고 구분하는 것이 보통이며, 내과의가 전문이면서 같은 의사가 외과를 진료하는 경우는 매우 드물다.

반대로 외과의가 내과를 내거는 경우가 있다. 전문은 외과라 해도, 개인병원에서는 복잡한 수술이 불가능하다. 그래서 병원운영을 고려해서 진료과목에 내과를 포함시키는 것이다. 내과, 외과가 나란히 진료과목에 들어 있는 경우는 원래 외과가 전문이라고 판단하면 된다.

나는 신경내과이지만, 막 개업을 한 1983년 당시에는 매우 드문 분야라 정신병원으로 오해받기도 했다. 지금도 그렇게 생각하는 사람이 적지 않다.

또한 뇌신경외과와 신경내과를 병행하고 있다면, 역시 그 의사는 뇌신경외과 전문이라고 생각하면 된다.

다음으로 소아과, 산부인과, 비뇨기과, 정신과, 마취과, 방사선과 같은 진료과목과 함께 내과 간판을 내걸고 있는 경우이다. 다소 특수한 분야인 이 의료에는 전문지식이 필요하여, 원래 내과의가 이 분야에 진출하는 일은 드물다. 따라서 이런 특수 분야가 전문이고, 경영적인 면을 고려하여 내과 간판을 내걸었다고 생각하면 된다.

　이비인후과, 안과, 정형외과, 피부과 등은, 그 전문성을 고려하여 단독 진료과목으로 내거는 경우가 많다.

병의원 간판으로 전문의, 일반의 구별법: 한국의 현행 의료법으로는 전문의가 자신의 전공과 무관한 진료과목을 상호에 같은 크기로 연결해서 표기하지 못하도록 되어 있다. 간판에 '○○○성형외과의원' 이라고 표기되어 있다면 전문의일 가능성이 높다. 일반의의 경우에는 '○○○의원 진료과목 성형외과' 라고 표기해야 한다.

종합병원이라고
무조건 좋은 것은 아니다

       의료기관은 입원환자의 병상 수에 따라 크게 대형병원과 개인병원으로 나눌 수 있다. 병상의 규모에 따라서 중소병원과 종합병원으로 분류된다.

  중소병원이란 내과, 외과, 산부인과, 소아과 등 몇 가지 진료과목을 내걸고 있는 곳으로, 의사 몇 명이 진료를 맡고 있다. 또한 입원시설도 갖춰져 있다.

  한편 종합병원이란 많은 진료과목을 내걸고 있는 병원이다. 옛날에는 종합병원의 조건으로서 필요한 진료과목을 지정했지만, 지금은 그 규정은 철폐되었다. 진료과목에 대해서는 정밀검사, 전문진료, 수술, 입원치료 등의 설비를 갖추고 있다.

  이 외에 암이나 장기의 병 등 특정 질병을 중점적으로 진료하는 전문병원이 있다. 각지의 암센터, 결핵요양소, 정신병원, 성인병센터, 소아전문병원, 노인전문병원 등이 여기에 해당한다.

또한 대학 부속병원도 있다. 대부분의 진료과목을 갖춰놓아 종합병원의 기능을 하고 있지만, 그 외에 의학 연구와 의사 양성교육이라는 측면이 있다.

대체적으로 종합병원은 진료과목이 많고 전문의 체제가 갖춰져 있다. 검사나 치료를 위한 설비도 충실하다. 그러므로 환자는 어떤 병이든 안심하고 진료를 받을 수 있다는 이점이 있다.

그렇다면 이런 종합병원의 의사를 주치의로 삼으면 좋지 않을까 생각할지도 모르지만, 분명히 말하자면 그것은 바람직하지 않다. 그 이유는 다음과 같다.

우선 종합병원에서는 일반(외래)진료를 오전중으로 한정하고 있는 곳이 대부분이다. 오후에는 예약환자나 입원환자 진료에 주력하고 있다.

더구나 접수를 마쳐도 두세 시간 기다리는 것은 보통이며, 실제 진료시간은 5분 정도에 불과한 것이 보통이다.

이것은 밀려드는 환자의 수에 비해 의사와 직원의 수가 부족하기 때문이다. 더구나 대부분의 경우 당번제로 담당의사가 바뀌기 때문에, 반드시 같은 의사에게 진료를 받는다는 보장이 없다. 즉, 일관된 치료를 받을 수 없는 것이 현실이다.

그런 상태에서는 '몸의 컨디션이 나쁜' 정도이면 동네 의원으로 발길을 돌리는 것이 좋겠다고 생각하지만 현실은 그 반대이다. 종합병원의 로비는 늘 사람들로 북적거린다. 왜 사람들은 종합병원으로 몰려드는 것일까. 거기에는 종합병원에 대한 과잉 기대랄까 오해가 있는 듯하다.

첫번째 오해는, 종합병원이라면 전문의가 많기 때문에 까다로운 병이라도 안심하고 진료받을 수 있을 것이라는 기대이다.

하지만 종합병원이라도 모든 분야의 전문의가 모여 있는 것은 아니다. 아무리 유명한 종합병원이라 할지라도 전문의가 없는 분야가 상당수 있다.

그렇지만 종합병원은 전문의 없는 분야의 진료도 하고 있다. 어떤 과목을 취급하든 자유이기 때문에 진료는 가능하다. 이런 점을 모르고 진료를 받아 예상이 빗나가기도 한다.

두번째 오해는, 종합병원의 의사는 뛰어난 기술을 가지고 있다고 착각하는 점이다. 냉정하게 생각하면 금방 알 수 있는데, 인간의 기량은 개성에 따라 다르다는 것이다. 분명 일정 정도의 수준에 도달하지 못하면 의사생활을 할 수 없기 때문에, 의사가 갖춰야 할 최저 수준의 기량을 가진 것은 사실이다.

물론 대부분 우수한 의사일 것이다. 하지만 모두 그렇다고 말할 수는 없다. 잘 생각해보라. 건물이 근사하고, 진찰실의 분위기나 간호사의 태도가 친절하다고 해도, 의사 자체까지 우수하다고 느꼈는가? 이런 생각을 할 수 있다면 운이 좋은 경우이다.

대개의 경우 병원의 종합적인 분위기가 안정적이면, 그것이 의사에 대한 신뢰감으로 이어지는 듯하다. 의사의 기술 자체는 실제로 진찰을 받아보지 않으면 알 수 없으며, 종합병원의 의사라고 해서 반드시 우수하다고 할 수는 없다. 중소병원이나 개인병원에도 뛰어난 의사는 얼마든지 있다. 왜냐하면 이들은 종합병원에서 경험을 쌓은 후 개업을 한 경우가 대부분이기 때문이다.

또한 "대학병원이 더 안심할 수 있다"는 의견도 있을 것이다. 분명 대학병원에 근무하는 의사는 일정 수준 이상의 사람이기 때문에 상당히 우수하다. 하지만 대학병원은 연구기관 · 교육기관이라는 측면도 가지고 있기 때문에, 환자를 수련의 교육과 전문적인 의료연구의 대상으로 다루는 경우가 있다. 환자의 치료보다 연구와 교육을 우선하는 것은 아닐까 하는 생각조차 들기도 한다.

그 가운데는 자신들의 전문 질환이어도, 환자의 치료에 목적을 두기보다는 학회에서의 발표를 염두에 두고 흥미 있는 증례로밖에 여기지 않는 의사도 있다.

더구나 몇 개 분야의 영역에 걸치는 병인 경우, 전문분야를 달리하는 의사끼리 대립하여, 좀처럼 치료 방침이 정해지지 않을 때가 있다. 또한 대학병원은 피라미드형 조직이기 때문에, 가장 높은 자리에 위치한 사람이 담당의사의 의견을 무시하고,

자신의 생각을 밀어붙이는 경우도 있다.

입원환자에 대한 대응에도 문제가 있다. 대학병원뿐만 아니라 종합병원은 수련의(인턴과 레지던트)를 교육하는 장이기도 하다. 그러므로 대개의 경우, 수련의가 입원환자를 직접 담당하고, 선배가 그것을 지도하는 시스템으로 되어 있다.

수련의가 모두 미숙하다고 할 수는 없지만, 어쨌든 경험이 부족하기 때문에 완벽한 대응을 기대하는 것은 무리일 수도 있다.

물론 종합병원에서밖에 할 수 없는 치료라면 전적으로 신뢰하는 것이 최선이다. 하지만 대부분의 환자는 그런 특수한 치료를 필요로 하는 환자가 아니다. 동네 의원이나 중소병원에서 충분히 치료할 수 있는 환자들이다.

그러므로 똑똑한 환자가 되는 방법은, 종합병원 등 병원의 규모에 기준을 두지 말고, 자신의 병을 지속적으로 관리하여 치료해줄 의사를 구하는 것이다. 이런 것을 생각해볼 때, 멀리 있는 병원보다 가까운 개인병원, 근처의 친절한 의사를 주치의로 선택하는 것이 현명하다고 할 수 있다.

병원을 선택하지 말고
의사를 선택하라

세번째 오해는, 종합병원은 검사와 치료를 위한 최신설비를 갖추고 있기 때문에 안심할 수 있다고 생각하는 점이다.

분명 종합병원은 이런 설비를 갖추고 있다. 최근에는 동네 의원에도 CT(컴퓨터 단층 촬영장치) 검사기를 갖춰놓은 곳이 늘고 있지만, MRI(자기공명 단층촬영 장치)까지 마련해놓은 곳은 아직 부족하다. CT로 진단할 수 없는 것이 반드시 MRI에서 발견된다고 할 수는 없지만, 최신설비를 이용한 진단이 불안감을 갖고 있는 환자를 안심시키는 것은 사실이다.

그렇지만 아무리 최신설비를 갖춰놓아도 그것을 다루는 것은 인간인 의사이다. 최신설비를 이용해 검사를 해도 결과가 어떤 증상인지 진단하는 것 또한 의사이다.

즉, 최신설비가 있어서 나쁠 것은 없겠지만, 의사의 능력이 부족하면 보물을 가지고도 썩힐 가능성이 있다는 것이다. 의사의 기량이 떨어지면, 최신설비를 이용해 검사해놓고도 오진을 하게 되는 것이다.

그렇다면 결론은 하나이다. 환자는 의사에게 진료를 받는 것이지, 병원 그 자체에 진료를 받는 것은 아니라는 사실이다. 극단적으로 말하면 최신설비를 이용해 진단을 받는 것보다, 신뢰할 만한 능력 있는 의사를 만나는 것이 생명을 지키는 최대의 방법이라는 것이다.

그렇다면 신뢰할 수 있는 의사란 어떤 사람일까. 앞에서도 말했지만 분명하게 설명해주는 사람, 즉 납득진료를 해주는 사람이다.

납득진료란, 의사가 병의 진단명과 검사의 내용, 치료방법에 대해서 환자에게 분명하게 설명하고, 환자는 이를 충분히 이해하여서 의사와 환자가 서로 합의한 후에 검사와 치료를 하는 규칙이다.

지금은 이에 대해서 의사들 간에도 인식이 확립되어, 반드시 분명하게 설명해주는 것을 원칙으로 여기고 있다. 하지만 아직 충분하다고는 할 수 없다.

예를 들어 의사가 "위장이 약하기 때문에 거기에 맞는 약을 처방해 드릴게요"라고 알리는 것만으로는 분명한 납득진료가 될 수 없다. 허리가 아픈 사람에게 그냥 "디스크가 안 좋네요"하는 것만으로는 부족하다.

'정확한 병명은 무엇인지' '그것이 어떤 병인지' '왜 그렇게 진단했는지' '어떤 약을 처방하는지', 혹은 '어떤 주사를 맞는지' 그리고 그것은 '어떤 효과가 있는지' '약은 어떻게 복용하면 되는지' '그후 어떤 상태가 되는지' 등을 설명하고, 마지막으로 '어떤 점에 신경을 써야 하는지' 생활지도까지 해야 비로소 납득진료를 했다고 할 수 있다.

의사는 되도록 자세하게 설명을 하려고 하지만, 의사의 입장에 치우친 설명이 많아, 정말 환자가 알고 싶은 것을 설명해주지 못하는 경우도 있다. 때로는 귀찮아하거나 상세하게 설명해봤자 어차피 이해하지 못할 것이라고 생각하는 의사도 있어서, 이런 때는 설명이 무성의해지고 만다.

의사로부터 납득할 만한 설명을 얻기 위해서 환자는 좀더 적극적인 자세를 취해야 한다. '자신의 생명은 스스로 지킨다'는 생각으로 거리낌 없이 질문을 던질 필요가 있는 것이다. 그렇다면 어떤 질문을 하면 좋을까.

1. 병명과 진단에 대해서
  ⇒그것은 어떤 병인지, 왜 그렇게 진단했는지를 질문한다.

2. "검사가 필요하다"는 말을 들은 경우에
⇒무엇 때문에 검사를 하는 것인지, 반드시 필요한지, 검사
  에 위험성은 없는지를 질문한다.

3. 현재의 증상에 대해서
⇒지금은 어떤 상태에 있으며, 앞으로 어떻게 진행해 가는지
  를 질문한다.

4. 치료방법에 대해서
⇒어떤 목적으로 어떤 치료를 할 예정인지, 거기에 위험성은
  없는지, 있다면 환자는 어떻게 대응해야 하는지, 다른 치
  료법은 없는지, 그 치료를 하지 않으면 어떻게 되는지를
  질문한다.

5. 약(경우에 따라서는 주사)에 대해서
⇒그 약에 어떤 효과가 있는지, 위험성과 부작용은 없는지,
  있다면 환자는 어떻게 대처해야 하는지를 질문한다.

6. 비용에 대해서
⇒치료에 어느 정도의 비용이 드는지도 알아둘 필요가 있다.
  '의료는 상술'이라고 말하면 너무 지나친 면도 있겠지만,

74

지금의 의료계에서는 '환자의 병은 상품'이라고 생각하는 풍조가 만연해 있다.

이 6가지 사항에 대해 의사로부터 납득할 만한 설명을 들을 수 없는 경우에는 집요하게 물고 늘어진다. '이런 것을 물으면 망신당하지 않을까' 하고 소심하게 행동할 필요는 없다. 납득진 료는 의사의 의무이며, 환자에게는 질문할 권리가 있다.

환자의 질문에 기분 나빠하는
의사와는 결별하라

끈질기게 물었더니 기분 나빠하거나, 노골적으로 귀찮은 얼굴을 하는 의사도 있다. 그래도 물어본다. 확실한 설명이 돌아오지 않는다면 곧바로 다른 의사를 찾는다.

단, 의사만을 비난하는 것은 잘못이다. 납득진료가 자리를 잡지 못하는 것은 환자에게도 책임이 있기 때문이다.

무엇보다 중요한 것은, 환자도 자신의 병에 대해 진지하게 생각할 필요가 있다는 것이다. 물론 전문가가 아니기 때문에 의사와 같은 수준의 지식을 갖기란 힘든 일이다. 하지만 자신의 몸이기 때문에 최소한의 지식은 지녀야 한다. 가벼운 증상이라도 경우에 따라서는 무서운 병이 숨어 있을 수 있기 때문에, 적어도 앞의 6가지 사항은 반드시 물어보도록 한다.

내 경험으로 볼 때, 요즘의 환자는 '의사에게 맡긴다'는 생각이 지나치게 강해, 질문다운 질문을 하지 않고 의사의 설명을 그냥 받아들이는 경향이 있는 것 같다.

이래서는 안 된다. '병에 대해서 설명해봤자 알아듣지도 못한다' 혹은 '약의 이름은 너무 어려워서 기억하지 못한다'라고 생각하지 말고, 최소한으로 이해할 수 있는 정도의 공부는 해두는 것이 좋다.

당연한 얘기지만, 자신의 몸은 자신의 것이다. 자신의 생명을 지키는 것은 자신밖에 없다. 이것이 현대 의료의 철칙이다. 의사는 그것을 도와주는 존재일 뿐이다.

자신의 병에 대해 공부하고 질문하는 환자와는 반대로 환자가 자신의 병에 대한 지식이 전혀 없는 환자도 있다.

이럴 경우 의사는 그 수준에 맞게 건성으로 대응하기 십상이다. 환자가 제대로 공부한다면 의사의 능력이나 기술의 우열을 가늠하는 눈이 어느 정도 키워져, 오진이나 의료사고로부터 자신의 몸을 지킬 수 있는 것이다.

미심쩍을 때는
다른 의사의 2차 소견을 들어라

좋은 의사의 조건은 분명 납득진료를 해주는 사람이라고 할 수 있다.

대개 이런 의사는 실력이 뛰어난 경우가 많지만, 전부 그런 것은 아니다. 처음 진료한 의사가 증상과 치료방침, 검사 등에 대해, 정확한 판단을 내리는지 어떤지 환자가 파악하기란 그리 쉬운 일이 아니다.

그래서 환자는 자신의 손으로 가능한 한 최대의 정보를 수집 해야 한다. 의료에 관한 정보는 의학잡지나 인터넷에서 찾아볼 수 있다.

이런 자료를 기준으로 의사의 판단과 대조해 나간다. 조사한 자료와 의사의 판단이 일치한다면 일단 안심해도 될 것이다. 친절하게 납득진료를 해주어 신뢰할 수 있다고 생각한다면 계속 진료를 받아도 좋을 것이다.

하지만 조금이라도 다른 점이나 불분명한 점이 있다면 다른 의사의 2차 소견을 받는 것이 좋다. 치료 도중에 치료방법에 불만을 품거나 의문을 가진 경우도 마찬가지다. 처음 의사에게 진단을 받은 단계에서는 분명하지 않았던 것이, 시간을 두고 다른 의사에게 재검사를 한 후 명확한 진단이 나오는 경우도 있다.

2차 소견은 아직 치료 도중에 생긴 의문에 관해서만 다루는 경우가 많지만, 나는 그 이전 단계, 처음의 치료방침이 올바른지를 판단하는 때에도 2차 소견을 받아야 한다고 생각한다.

그런데 2차 소견을 받으려면, 최초의 의사로부터 검사 자료를 건네받든가, 소견서(진료정보제공서)를 받는 것이 최선이다. 정보를 정확히 전달할 수 있고, 검사비용도 줄일 수 있기 때문이다.

환자 가운데는 '자료를 순순히 내어줄까?' 하고 걱정하는 사람도 있지만, 그것은 불필요한 걱정이다. 대개의 의사는 흔쾌히 검사 자료를 내어준다. 예전처럼 '내 치료에 불만이 있나?' 하고 불쾌한 태도를 보이는 일은 거의 없다. 환자가 직접 의뢰하는 경우에도 기꺼이 자료를 건네줄 것이고, 한편으로는 병원—의원간의 연계 진료나 의원—의원간의 연계 진료가 진행되고 있어, 새로 진료를 받는 의료기관을 통해 요청하더라도 팩스 등을 이용해 응해주도록 되어 있다.

'진료카드를 포함해 모든 진료기록을 적극적으로 공개하도록' 하라는 의사회의 방침이 있어, 의사들도 철저히 이 규정을 지키려 하고 있다.

하지만 만약 '다른 의사의 진단도 받아보고 싶다'고 솔직히 말할 수 있는 분위기가 아니라면 "집에서 가까운 병원이 다니기에 더 편리할 것 같은데요, 검사 자료를 주실 수 있나요?" 또는 "며칠 후에 건강진단을 예약해놓아서……"라고 말하며 요청해본다. 그래도 흔쾌한 답변을 주지 않으면 더 이상 무리하게 요청하지 않는 것이 좋다.

'그렇다면 그런 의사와는 인연을 끊는 것이 낫지 않을까' 하고 생각할 수도 있지만, 반드시 그렇지 않을 때가 고민이다. 처음의 의사와 두 번째 의사의 치료방침에 차이가 있다면 별 문제 없지만, 의견이 같은 경우 어느 쪽 의사의 진료를 받는 것이 좋을지 판단할 필요가 있기 때문이다.

환자는 왜 첫 번째 의사의 병원을 방문했을까…… 평판도 그다지 나쁘지 않고, 무엇보다 가까워서 편리하기 때문이었을 것이다. 만일 치료나 통원에 시간이 걸리는 번거로움을 생각한다면, 처음의 의사에게서 등 돌리는 것은 현명한 방법이 아니다. 물론 '처음에는 좋다고 생각했지만, 진료를 받아보니 그렇지 않았다'고 생각한 경우는 갈등할 필요도 없이 2차의사에게로 진료를 받으면 된다.

결과적으로 두 번째 의사에게 다시 진료를 받을 경우에는 처음 진료 받은 의사에게는 비밀로 하게 된다. 당연히 자료나 소견서는 받지 않았기 때문에, 처음부터 다시 진료를 받아야 한다. 검사비용도 새롭게 지불한다. 환자 입장에서 보면 '어째서 같은 과정을 두 번이나 반복해야 할까' 하는 생각도 들겠지만, 이런 경우는 어쩔 수 없다. 다소의 비용 부담과 수고는 목숨의 가치를 생각하면 싼 편이라고 결론지어야 한다.

그렇다면 최초의 진단과 두 번째의 의견이 다를 때는 어떻게 하면 좋을까. 이 경우에는 다른 또 한 명의 의사, 즉 3차 소견을 구하는 방법이 있다. 반드시 다수결이 옳다고 할 수는 없지만, 제3자의 의견을 들어 다수의 의견을 선택하는 것도 하나의 방법이다.

나는 이런 방법으로 환자가 납득할 때까지 의견을 듣는 것이 바람직하다고 생각한다. 충분히 납득한 후에 치료를 받지 않으면 나중에 차질이 발생할 가능성이 있고, '이 방법이 좋다'는 신념을 갖지 않으면 의사를 신뢰하지 못해 지시를 따르지 않게 되고, 병의 회복도 늦어질 수밖에 없기 때문이다.

그뿐만 아니라, 여러 의사의 소견을 참고하는 일은 환자 스스로도 공부가 되어, 의사의 질을 파악하는 안목을 기르는 데 도움이 된다.

하지만 현실적으로는 그렇게까지 하기는 어려울 것이다. 시간이나 비용 문제도 무시할 수 없고, 그러는 동안 증상이 악화되면 부질없는 일이 되고 만다.

그래서 이런 방법을 권한다. 가족이나 친척 중에 의사가 있다면, 혹은 잘 아는 의사를 소개받아, 그 의사에게 의견을 들어보는 것이다. 진찰은 받지 않아도 상관없다. '어느 쪽이 좋은지'를 판단하는 데 조언을 구하는 방법이다.

좀처럼 적당한 사람을 발견하지 못하는 경우도 있고, 실제로 진찰을 받지 않기 때문에 증상을 정확히 알 수 없어 일반론밖에 듣지 못할 수도 있다. 하지만 조언을 듣지 않는 것보다는 낫다. 단, 그 분야에 정통한 사람이 아니면 의미가 없다.

의사마다 의견이 다른 경우, 위급한 상황이 아니고 시간적 여유가 있으면 반드시 3차 소견을 구한다. 그것이 무리라면 진료는 받지 않더라도 제3의 의사에게 조언을 구하도록 한다. 이것을 바탕으로 자신의 의견을 가미하여 최종적으로 어느 쪽인지 결정내리는 수밖에 다른 길은 없다.

2차 소견을 받은 후에 역시 처음 의사가 낫다고 결정을 내린 경우, 솔직하게 과정을 이야기하는 게 좋다. 의사로 하여금 '신뢰할 수 있어 돌아왔다'는 기분이 들게 하기 때문에, 더욱 친절하게 대해줄 가능성이 높다.

다른 의사에게
2차 소견을 받을 때의 요령

       그렇다고 쓸데없이 병원을 전전하는 하는 것
은 시간과 돈을 낭비할 뿐만 아니라, 병의 증상만 악화시키는
결과를 낳을 수도 있다.

    그래서 2차 소견을 받는 경우, '왜 2차 소견을 원하는지' '어떤
점이 불투명하고 불만인지'를 다시 한번 정리해보는 것이 좋다.

    내가 운영하는 클리닉에도 종종 2차 소견을 요청하는 환자가
찾아온다. 진찰하여 증상을 설명하고, '이렇게 하면 좋다'고 조
언한 후, "전의 의사는 어떻게 말했나요?" 하고 물어본다.

    그런데 처음 의사에게 증상이나 진단명, 치료방법에 대해 설
명을 들었지만 이해하지 못해서, 어떻게 판단해야 좋을지 알 수
가 없어서 내게 찾아온 경우가 많다.

대부분의 의사는 나름대로 자신의 진단과 치료에 절대적으로 자신감을 갖고 있다. 하지만 확실한 답변을 해주지 않으면 환자는 다른 의사를 찾아 떠날 것이다. 최종적으로 어떻게 할지 결정하는 것은 환자 자신이기 때문이다.

　　한편 환자 본인이 확실한 기준을 갖지 않고 의사를 찾아 전전하는 것을 '의료 쇼핑'이라고 한다. 분명한 이유를 갖고 병원을 바꾸는 경우도 있지만, 그것도 정도 문제이다. 너무나 빈번하게 반복하면 의사도 나름대로 대응할 수밖에 없어진다.

　　그래서 환자가 정확한 2차 소견을 구하기 위해 지켜야 할 것이 있다.

　　먼저 처음에 진단받은 의사의 설명을 잘 이해할 것. '어떤 설명을 받았는지'를 반드시 메모해둔다.

　　그리고 다른 의사에게는 전의 병원에서 설명들은 '사실'만을 이야기할 것. '어떤 말을 들었는지'만으로도 충분하다.

　　가끔 보면 전의 의사에 대한 비판이나 험담을 하는 사람이 있는데, 같은 의사로서 그다지 기분 좋은 일은 아니며, 그것이 객관적인 의견이라고 생각하지도 않기 때문에 판단의 근거가 되지 못한다.

　　또한 앞서 말했듯이 자료를 가지고 있을 것. 단, 병원에 따라서는 그 병원에서 한 검사자료만 사용하는 경우도 있다. 이런 때는 재검사를 받을 수밖에 없다.

그리고 2차 소견을 구할 때는 처음에 진단받은 병원과 다른 형태의 병원을 선택하라고 권하고 싶다. 처음에 간 곳이 종합병원이면, 그 다음은 전문병원으로 가는 것이 좋다. 다른 치료방침이 나올 수도 있다.

또한 병에 따라서는 두 군데 진료과에서 진단을 받는 것도 좋은 방법이다. 두통이 심한 경우는 신경내과와 뇌신경외과, 현기증이나 이명(귀울림)인 경우는 신경내과와 이비인후과의 진단을 받아본다.

마지막으로 특정한 의사를 지정할 것. 누군가가 소개해주면 최선이고, 그것이 무리라면 혼자서 알아낸 정보라도 좋다. 원하는 의사가 있다면 병원 창구에서 그 의사를 지명하도록 한다. 혹은 병원 접수직원에게 "어떤 선생님이 적당할까요?" 하고 상담해보는 것도 방법이다.

'진료 차트 공개'에
지나치게 집착하지 말라

       진료 차트란 의사가 진찰을 할 때 기입하는 진료기록부이다. 정식으로는 '카르테(진료기록부)'라고 하며, 환자가 어떤 증상을 호소했는지, 검사나 약을 어떻게 지시했는지 기록되어 있다. 의료법에서는 반드시 환자에 대한 진료기록을 남기도록 정해놓고 있기 때문에, 그런 의미에서 의사가 기록하는 것이다.

  하지만 모든 사항이 빠짐없이 일목요연하게 기록되어 있는 것이 아니라, 의사가 중요한 사항을 죽 나열한 메모 수준인 경우가 많다. 즉, 환자의 기록을 남겨 자신의 머릿속을 정리하기 위한 것이며, 동시에 긴급시에 담당의사가 대응할 수 없는 경우, 다른 의사가 대신하여 그 환자를 진료할 수 있도록 진단명과 처방약의 내용을 알기 위한 것이다.

이런 성격을 지니기 때문에, 예전에는 대부분의 의료기관이 환자에게 진료 차트를 보여줄 필요가 없다는 태도를 보여왔지만, 1988년 후생성 의료심의회가 차트를 공개하도록 건의를 했다.

일본의사회는 이를 받아들여, 법제화하는 대신 '적극적으로 공개하도록' 규정을 정했다. 그 결과 반드시 법률로 정해진 것은 아니지만, 환자가 요구하면 의사나 병원은 차트를 공개하고 있다.(한국의 경우 의료법 제20조에 환자, 그 배우자, 직계존비속, 배우자의 직계존속이 환자에 관한 기록의 열람, 사본교부 등을 요구한 때에는 의료기관은 이에 응하여야 한다고 되어 있다—역자 주)

이 차트뿐만 아니라, 공개를 요구할 수 있는 것은 검사기록과 수술기록, 마취기록, X선 사진, CT, MRI 화상 등이다. 병원에 따라 제각각이겠지만, 진료에 관한 기록은 전부 공개를 청구할 수 있으며, 이를 열람하거나 복사할 수 있다.

이처럼 진료기록의 열람·복사가 가능해진 것은 환영할 만한 일이라고 생각한다. 하지만 진료 차트에 있어서는 공개하는 것이 정말 도움이 되는지 다소 의문이다. 왜냐하면 차트는 원래 환자에게 보여주기 위한 것이 아니라, 어디까지나 의사의 메모에 불과하기 때문이다.

의사에게 "진료 차트를 보여주세요"라고 요청했다고 하자. 양심적인 의사나 병원이라면 기꺼이 보여줄 것이다. 하지만 거기에 쓰여진 전문적인 용어를 환자가 이해할 수 있을까. 차트에는 영어와 독일어가 뒤섞여 있다. 의사가 마음대로 기입하기 때문에, 어떻게 쓰든 그것은 의사의 자유이다.

그래도 이해할 수 있다면 문제될 것이 없다. 하지만 만일 의사가 환자에게 보여줄 것을 전제로 하여 차트를 정리한다면, 막대한 시간과 노력이 요구된다. 대부분의 의사는 그럴 시간이 있다면 의학 공부를 하거나 환자의 진료시간을 늘리는 것이 효율적이라고 생각할 것이다.

여기에 최대의 결점이 있다. 의사는 짧은 시간에 많은 환자를 진료해야 하는 의료 시스템 속에 놓여 있음에도 불구하고, 지시사항을 빠짐없이 기록하도록 강요당한다. 나는 "그런 시간이 있으면 환자를 돌보라!"고 말하고 싶다.

대부분의 환자는 이 점을 깊이 생각하지 않고, 차트 공개를 주장하고 있는 듯이 보인다. 다시 말하지만 차트는 그 정도로 큰 의미를 지니고 있지 않다.

차트를 비롯해 진료기록을 원하는 경우는 지금의 의사에게 불만을 품고 있거나, 2차 소견을 받고 싶을 때일 것이다.

의사에게 불만을 품고 있다면 다시 한번 확실한 자세한 설명을 요청하고 납득진료를 받도록 한다. 목적은 차트나 진료기록을 보는 데 있는 것이 아니라, 지금의 치료에 대한 정확한 정보를 얻는 것이기 때문에, 차트 공개에 연연할 필요는 없다.

　그래도 아직 불만이 남아 있다면 과감히 의사를 바꾸도록 한다. 이 경우에는 '다시 만날' 상황을 생각하지 않아도 되기 때문에, 의사와의 마찰에 신경쓸 필요는 없다. '의사 소견서(진료정보제공서)'를 써달라고 의뢰하고, 동시에 진료기록을 복사해주도록 요청하면 된다.

믿을 수 있는 의사,
믿지 못할 의사

결국 종합병원이라 해도 일장일단이 있고, 작은 병원이나 개인의원에도 우수한 의사는 많다. 좋은 의료 서비스를 받으려면 의료기관의 규모가 문제가 아니라, 의사의 자세와 기술이 중요하다.

앞에서, 질문을 하면 불쾌해하는 의사는 틀렸다고 말했는데, 그 외에도 틀린 의사의 조건은 여러 가지 있다.

이런 경우가 못 믿을 의사

커뮤니케이션을 거부하는 의사
일방적으로 설명하고 환자의 의견을 들으려고 하지 않는 의사이다. 환자가 말을 꺼내기 전에 다음 설명을 계속하거나, 꼬치꼬치 질문을 하면 노골적으로 싫은 표정을 짓는 의사는 실격이다.

또한 말투가 거칠거나, 불안감을 조성하는 말을 하는 의사도 있다. 이런 의사는 틀린 의사이다.

병명을 분명하게 알리지 않는 의사

어떤 병이라고 진단했는지 분명하게 말하지 않거나, 그 진단의 근거를 명확히 설명하지 않는 의사이다.

반대로 도무지 진단을 내리기 어려운 경우, 왜 진단 결과가 불분명한지를 설명하고 앞으로 어떻게 진료를 할 것인지 이야기해주는 의사는 신뢰할 수 있다.

검사 내용과 목적을 확실히 말하지 않는 의사

"어쨌든 검사해봅시다"라고 말하며, 그 내용과 목적, 왜 그 검사가 필요한지를 설명하지 않는 의사가 너무나 많다.

납득진료를 무시하는 의사

지금까지 말했듯이 병과 치료방침에 관한 설명, 검사와 결과에 관한 상세한 보고, 부작용 설명 등을 하지 않는 의사이다. 이런 경우는 집요하게 물어본다. 또한 환자의 의견을 묻지 않고 강압적으로 치료를 진행하거나, 치료비가 어느 정도 드는지 설명하지 않는 의사도 실격이다.

병에 따라서는 여러 가지 치료법이 있는 경우가 있지만, 그것을 설명하지 않고 마음대로 어느 한 가지를 선택하거나, 각각에 대해 장점과 단점을 설명하지 않는 의사는 신뢰할 수 없다.

함부로 약을 처방하거나, 주사를 남용하는 의사

"약을 처방해드릴게요"는 의사의 상투적인 말이다. 약이나 주사는 치료의 기본이기 때문에 그 자체는 나쁘지 않다. 단, 필요 이상으로 남용하는 경우가 문제이다. 진단에 자신이 없어 적당한 범위의 약을 처방하는 경우가 많다.

"이것은 무슨 약입니까?" "주사를 맞으면 어떻게 되나요?"라고 물어본다.

이런 경우는 신뢰할 수 있는 의사

이와는 반대로 이번에는 신뢰할 수 있는 의사의 조건을 알아본다.

'모른다'고 분명히 말하는 의사

의사는 자존심의 결정체라고 불리는 만큼 웬만해선 '모른다'고 말하지 않는다. 하지만 어떤 의사라도 만능은 아니다. 환자가 질문했을 때 "그것에 대해서는 잘 모르겠습니다" "거기까지는 아직 모르겠습니다"라고 확실히 대답하는 의사라면, 기량면에서뿐만 아니라 인격적으로도 신뢰할 수 있다.

단, 의학적으로 기본적인 문제에서 이런 대답이 나온 경우는 예외이다.

종이에 써서 설명해주는 의사

어려운 병명이나 까다로운 치료방법에 관해, 종이에 써서 설명해주는 의사라면 안심해도 좋다.

내가 아는 어느 의사는, 모형을 이용해 병에 관해 설명하여 환자들에게 호평을 얻고 있다.

올바른 환자의 태도

　　지금까지 거듭 납득진료에 관해 말했듯이, 치료는 의사 혼자만이 하는 것이 아니다. 의사와 환자가 팀을 이루는 것에서 출발한다. 아무리 좋은 의사를 만나도, 환자가 의사의 말을 이해하지 못하면 병은 치료되지 않는다.

　'자기 몸은 자신이 가장 잘 안다'라는 말도 있듯이, 어쨌든 병을 치료하는 것은 환자 자신이다. 의사는 기본적으로 그것을 도울 뿐, 아무리 의사가 친절하게 지도해도 환자가 따라주지 않으면 아무 소용없다.

　그렇다면 의사와 좋은 팀을 구성하기 위해서 환자는 어떠한 소양을 갖춰야 할까. 최초에 진료받는 시점부터 순서를 밟아 이야기해보겠다.

진찰실에 들어간다. 의사는 "어디가 불편하세요?" 하고 묻는다. 그때 중요한 것은 자신의 증상을 되도록 상세하게 전하는 것이다. 즉 지금의 '병력(病歷)'을 정리해둔다. 병력이란, 병의 초기부터 일련의 경과, 그리고 어떤 치료를 받았는지에 관한 진료기록이다. '언제부터' '어떤 형태로 시작하여' '어떤 경과를 거쳐' '지금은 어떤 상태인지'를 차근차근 이야기한다. 이것을 의사에게 제대로 전달하면, 의사는 증상을 정확히 파악할 수 있기 때문에 진료시간의 낭비를 막을 수 있고, 다음에 기다리는 환자의 대기시간도 크게 줄어든다.

그러면 의사는 "뭔가 마음에 짚이는 것이 있습니까?" 하고 묻는다. 그때에는 평소와는 다른 무슨 일이 있었는지, 어떤 음식을 먹었는지 등, 짐작이 가는 사항을 이야기한다. 그러면 이러이러한 병이라고 진단해줄 것이다.

여기에서 중요한 것은 자기 마음대로 병명을 판단해서는 안 된다는 것이다. 초보 지식으로 판단하는 것은 그다지 적중률이 높지 않다. 진단은 프로인 의사에게 맡기면 된다.

가끔 서적이나 잡지, TV에서 얻은 정보를 바탕으로 의사에게 질문하거나 반론하는 경우가 있다.

"이런 증상이면 암이 의심된다고 TV에서 그러던데요."

의사는 대개 "그런 일은 없습니다" 하고 웃어넘길 것이다.

건강에 대해서 관심 갖는 것은 중요하지만, TV나 잡지의 정보는 단편적이어서 그것을 그대로 받아들이면 사실을 간과할 우려가 있다. 그런 단편적인 정보만으로 병을 진단할 수 있을 만큼 인간의 몸은 단순하지 않다.

이런 정보를 그대로 믿어 '암 노이로제'에 걸린 환자도 적지 않다. 의사가 아무리 '괜찮다'고 말해도 한번 각인된 생각은 쉽게 지워지지 않는다. 참으로 안타까운 일이다.

의사의 진단을 도저히 받아들일 수 없다면 어쩔 수 없지만, 자신의 몸이 어떤 상태인지 점검하기 위해 의사를 찾은 것이기 때문에, 그 의사의 말을 듣고 앞으로의 해야 할 일을 지시받는 것이 중요하다.

의사의 말을 납득한다면 안심하고 치료를 받는다. 만일 납득하지 못한다면 2차 소견을 받는 것도 고려해본다.

단, 그 전에 납득진료가 선행되어야 한다. 조금이라도 이해할 수 없는 부분이 있다면 주저없이 물어본다.

"이 약은 무엇입니까?" "앞으로 어떻게 됩니까?" 하고, 그 자리에서 꼼꼼히 물어본다. 경우에 따라서는 입원이나 수술이 필요할 수도 있다. 그에 대해서도 상세하게 물어두어야 한다.

사실 입원이나 수술이 필요하다는 말을 들으면, 환자는 긴장하여 중요한 것을 묻지 않는 경우가 많다. 물론 의학용어에 익숙하지 않아 그럴 수도 있다.

그런 경우 메모지를 가지고 다니며 포인트를 적어두는

것이 좋다. 또는 소형 녹음기를 준비해 의사의 설명을 녹음하는 방법도 있다.

그래도 아직 이해하지 못하는 경우, 원래는 몇 번이고 설명을 요구해도 상관없지만 진찰시간에는 한계가 있다. 환자는 자기 한 사람이 아니기 때문이다.

그때는 "시간을 내주실 수 있나요?" 하고 의사에게 사정을 물어, 당일 진찰 종료 후, 혹은 다른 날로 약속을 잡아 상세하게 설명을 들을 수 있는 자리를 마련하도록 한다.

그런데 제대로 설명을 해주는 의사가 좋은 의사라고 했지만, 의사도 인간이기 때문에, 확실하게 설명을 해주고 싶어도 쉽게 표현하는 방법을 몰라 애매하게 넘어가는 경우가 있다. 설명에 능숙하지 않은 의사이다.

다시 한번 말하지만, 이해하기 어려운 부분이 있다면 혼자 마음대로 해석하지 말고 반드시 확인해야 한다. 예를 들어 "조만간 상태를 두고 봅시다"라고 말하면 '조만간'은 어느 정도를 말하는 것인지, "수술하는 게 나을지도 모릅니다"라고 표현하면 '반드시 수술이 필요한지, 하지 않으면 어떻게 되는지'를 묻는다.

처방 약에 대해 민감해져라

    약이나 주사에 대해서도 주의가 필요하다.
먼저 환자가 약이나 주사를 재촉하지 않도록 한다. 양심적인 의
사는 필요 이상으로 약을 처방하지 않는다. '필요 이상'이라는
의미는, 필요한 만큼만 처방한다는 말이다.

    약에는 여러 부작용이 있을 수 있다. 의사는 그것을 숙지하여
처방하기 때문에, 환자가 약이나 주사에 집착하여 무리한 요구
를 하면, 치료 계획 자체에 차질이 생길 수 있다.

    처방받은 약을 관리하는 것은 환자의 몫이다. 그 약이 어떤
약인지, 어느 정도의 양을 먹어야 하는지를 알아둔다. 약국에서
주는 사용설명서를 잘 읽어보고 머리에 입력해두는 것이 중요하
다. 오래 다닌 병원이라도 증상에 따라 약이 달라지는 경우가 있

기 때문에, '늘 받는 약'이라고 방심하지 않는 것이 중요하다.

처방받은 약의 종류가 많은 경우, 1회분씩 나누어 관리하면 약 먹는 시간을 잊거나 약의 남용을 막는데 도움이 된다.

또한 부작용이 있다는 설명을 들은 경우, '그 부작용이 어떤 증상인지, 어떻게 해야 하는지'를 물어두면, 부작용이 나타났을 때 신속히 대처할 수 있다. 또한 부작용이 어느 정도의 확률로 나타나는지 의사나 약사에게 물어본다.

그리고 먹다 남은 약은 반드시 버린다. 가끔 '아깝다'며 보관해놓는 사람이 있는데, 그때의 증상과 새로운 증상이 다른 경우도 있어, 먹으면 해가 될 수도 있다. 증상이 호전되면 약은 버리도록 한다.

또한 '같은 증상이니까 괜찮겠지' 하며, 자신의 약을 다른 사람에게 주는 경우가 있다. 이것은 절대 금물이다. 증상이 비슷하다고 해서 같은 병이라고 장담할 수 없으며, 먹는 양이 다른 경우가 있기 때문이다. 특히 어른용으로 처방된 약을 아이에게 주는 것은 매우 위험하다. 약이 바뀌었을 때는 반드시 확인해야 한다. 대개는 의사나 약사가 설명을 해주지만, 가끔 단순한 실수로 약이 잘못 처방되는 경우가 있다. 약국에서 "약이 바뀌었는데 맞습니까?" 하고 물으면 처방전을 체크해볼 것.

처음 진찰을 받을 때, 대개 의사는 약의 알레르기 경험에 대해 묻는다. 만일 묻지 않으면 반드시 환자가 알려주어야 한다.

이런 병원에서
의료사고가 나기 쉽다

최근 어느 대학 부속병원에서 기량이 부족한 의사들이 어려운 수술을 감행해, 환자를 사망에 이르게 한 사례가 있었다. 병원 측은 그들이 이 수술을 집도할 만큼의 지식이나 경험이 없다는 것을 알면서도, 난이도 높은 수술을 하도록 허가한 사실이 드러났다.

이것은 단순한 의료사고라기보다 오히려 '범죄'에 해당한다고 생각한다. 최근 들어 이런 의료사고가 빈번히 일어나고 있다.

의료사고는 일어나서는 안된다. 하지만 인간이기 때문에 실수는 있는 법이다. 그렇기 때문에 만일의 사태가 일어나지 않도록 엄격한 예방체제를 두고, 사전에 막을 수 있는 시스템을 마련해야 한다. 이것이 의료에 있어서뿐만 아니라, 올바른 조직의 존재 방식이다.

의료 분야에서도 이런 안전대책이 마련되어 있는 병원은 좋은 병원이라고 할 수 있다.

그렇다면 사고에 대한 안전대책이 마련되어 있는 병원이란 어떤 곳일까.

먼저 의료사고가 일어나지 않도록 점검하는 기능을 갖춘 병원이다. 동시에 병원 내에 위험관리자를 두어 사고관리를 하고 있는 병원이다. 위험관리자란 병원 내의 안전관리를 담당하고, 사고가 일어난 경우에는 사고원인을 규명하는 역할을 한다. 최근에는 대학부속병원을 비롯하여 위험관리자를 둔 병원이 늘고 있기 때문에, 입원할 때에는 "위험관리자 제도가 있습니까?" 하고 물어보는 것도 좋다.

또한 의료사고 방지에는 병원 내 감염 예방책도 필요하다. 병원 내 감염이란, 특정 환자가 가진 병원균이 다른 환자나 의료진, 면회자 등을 통해 전염되는 것을 말한다. 기구를 통한 감염도 있다. 입원할 때에는 이런 의료사고를 방지하려는 의식이 철저하고, 시스템이 갖춰져 있는 병원을 선택하는 것이 중요하다.

아무리 주의를 해도 의료사고를 막을 수 없는 경우도 있다. 하지만 이런 체제가 갖춰져 있으면 사고가 일어나기 직전에 방지할 가능성이 높은 것이다.

최근 의료업계에는 '아찔한 순간!' 라는 말이 유행처럼 번지고 있다. 의료를 행하는 중에 '아차' 하는 일이 생기면, 아무리 작은 실수라도 의료진이 숨기지 말고, 위험관리자에게 보고하여 원인을 규명하고 개선하자'는 의미를 담고 있다. 이런 경험이 쌓이면 사고를 예방하기 쉬워진다.

병원이 이런 제도를 마련하고 있는지는 창구에서 물어보면 알수 있지만, 사고가 일어날 가능성이 있는지 아닌지는 병원 전체의 분위기를 보고 판단하는 것도 가능하다.

먼저 접수계 사무직원의 태도가 좋지 않은 병원에는 가지 않는 것이 좋다. 사무직원 자체는 직접적인 의료행위와는 관련이 없지만, 대개 병원의 분위기라는 것은 사무직원의 태도로 나타나기 마련이다. 병원의 최고책임자인 원장의 사고방식과 의료에 대한 철학이 사무직원의 태도에 반영된다고 해도 과언이 아니다. 직원의 말투가 거칠거나, 거만한 태도를 보이는 곳은 피하는 것이 무난할 것이다.

또한 지나치게 혼잡한 병원도 피하는 것이 좋다. 이런 병원은 의료진에 비해 환자수가 많기 때문에, 의료진의 손길이 제때 미치지 않는 경우가 많다. 따라서 실수도 잦게 마련이다.

마찬가지로 약 처방이나 수납 처리가 늦는 병원도 경계 대상이다. 검사 결과가 좀처럼 나오지 않아 약을 처방받기까지 이상하게 오래 걸리는 곳은, 의료진과 사무직원의 팀플레이가 원활하지 않을 가능성이 있다.

이런 곳은 의사와 간호사, 직원들의 관계도 좋지 않을 것이다. 특히 의사가 간호사나 다른 직원에게 거만하게 굴거나, 사이가 좋지 않다고 느껴지는 병원에서는 입원이나 진단을 중단하도록 한다.

의료행위는 팀플레이로 하는 것이기 때문에, 서로 긴밀하게 협조하지 않으면 의료사고가 발생할 위험성이 크다.

의료사고로부터
나를 지키는 방법

　　2002년의 발표에 따르면, 이전 2년 동안 전국의 특정기능병원(병상 수 500개 이상으로, 대학부속병원 등 고도의 의료기술을 가진 곳)에서 발생한 의료사고는 1만5천 건. 그 가운데 환자가 사망하거나 중태에 빠진 경우는 387건이라고 한다. 이것은 전국에서도 82곳밖에 되지 않는 특정기능병원만을 대상으로 한 조사이며, 그것도 자진 신고된 것으로, 실제 의료사고는 훨씬 더 많다고 보아야 한다.

　　또한 '인간은 누구나 실수를 한다'는 제목의 미국 의학기관의 보고에 따르면, 미국에서는 연간 약 4만4천 명이 의료사고로 사망한다고 한다. 상황이 다르기 때문에 단순 비교해서는 안 되겠지만, 가령 인구비로 일본의 비율을 계산하면 연간 약 2만 명에 해당하는 수치이다. 연간 교통사고 사망자가 약 1만 명이기 때문에 정말 놀랄 만한 숫자이다.

의료사고란 의료 현장에서 발생하는 모든 사고를 말한다. 그 가운데에서도 병원(의사)측의 명백한 과실로 인정된 것이 '의료과오'이다. 사고로서 보고되는 것은 빙산의 일각에 불과하며, '아찔한 순간'은 매일처럼 일어난다.

의료행위는 전문가가 하는 것이고, 특히 수술은 밀실 안에서 이루어진다. 그곳에서 무슨 일이 벌어지는지를 환자가 판단하기란 쉽지 않다.

단 하나밖에 없는 자신의 생명은 스스로 지키겠다는 자세를 가져야 한다. 앞에서 '의료사고를 당하지 않기 위한 병원 선택법'을 이야기했는데, 다시 한번 의료사고로부터 자신을 지키는 기본적인 방법을 정리해본다.

뭐니 뭐니 해도 납득진료

먼저 귀찮아하지 말고 납득진료를 요구할 것. 병명, 검사결과, 치료방침, 약의 내용과 복용법, 수술 방법과 위험 정도 등, 치료에 관한 의문이 있다면 망설이지 말고 물어본다.

납득할 수 있는 설명을 해주는 의사라면 신뢰할 수 있고, 질문을 통해 의사의 태도를 살펴볼 수도 있다.

주위에 그 의사에 대한 평판을 물어본다

조금 전문적인 질문을 하면 불쾌해하는 의사는 평판을 물어볼 것도 없이 좋은 의사라고 할 수 없다. 하지만 '그다지 인상이 좋지 않지만, 나쁜 의사는 아닌 것 같다'고 느낄 때는 판단이 어려워진다.

가능하다면 담당의사에 관해 다른 사람에게 물어보도록 한다. 예를 들면 간호사에게, "저 선생님은 평판이 좋은 것 같은데, 실력도 뛰어나겠죠?" 하고 물어본다.

간호사도 인간관계가 중요하다고 생각하기 때문에 노골적으로 표현하는 것은 삼가겠지만, 유심히 들어보면 사소한 말 속에서 담당의사에 대한 감정을 캐낼 수 있다. 특히 평판이 좋지 않은 경우에는 말투에 어김없이 나타난다.

다음으로 같은 의사에게 진료를 받는 환자에게 진찰방식이나 평판에 대해 물어본다. 특히 장기간 진료를 받고 있는 환자에게 물으면 기탄없는 의견을 들을 수 있다. 그러기 위해서는 미리 목표 환자를 정해두고 진찰일을 맞출 필요가 있다.

또한 간호사에게 받은 인상을 덧붙여 "간호사에게 이런 얘기를 들었는데, 그 의사는 어떤가요?" 하고 물어본다. 이야기가 잘 맞으면, 그 외의 다른 환자에게도 의사에 대한 평이나 의견을 들을 수 있다.

정보는 그냥 손에 들어오는 것이 아니다. 간호사나 다른 환자의 의견을 듣는 것은 귀찮은 일이지만, 자신의 목숨이 달린 일이라고 생각하길 바란다. 수고를 아껴서는 안 된다.

석연치 않을 때는 2차 소견을 구한다

여러 가지 조사한 결과 '도저히 저 의사는 불만스러워'라고 느꼈을 때, 2차 소견을 받기 위해 다른 병원을 방문해본다. 양쪽을 비교하고 나서 치료를 받아도 늦지 않다. 최근의 의료사고는 경험이 부족한 의사가 '이 방법밖에 없어'라고 결정한 것이 큰 원인이 되고 있다. 그 선택이 최선인지, 다른 방법은 없는지를 알아본다. 처음 의사의 소견과 2차 소견이 다른 경우, 그리고 같은 경우에는 어떻게 하면 좋은지는 앞에서 말한 대로이다.

아니라고 판단되면 즉시 병원을 바꾼다

'병원을 바꾸는 것은 미안한 일이다' 또는 '옛날부터 친했기 때문에……' 하며 인간관계를 우선으로 여기는 사람도 있다. '내가 사는 지역에는 그 병원밖에 없기 때문에, 다른 곳으로 바꾸면 다니기 불편하다'는 사정도 있을 것이다. 하지만 그곳에서 수술이나 치료를 받다가 사고가 났을 때, 가장 피해를 입는 것은 환자 자신이다. 의리·인정을 중시하는 것은 아름다운 풍습이지만, 자신의 생명 이상으로 소중한 것은 없다.

제3장

애매한 의사의 말
제대로 알아듣기

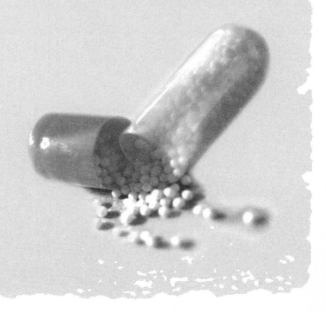

자신의 증상을
어떻게 전달할까

처음 의사를 방문할 때 자신의 증상과 경과를 잘 전달하면, 의사도 병을 신속히 파악할 수 있어 진단하기 쉬워진다.

의사는 반드시 납득진료를 할 의무가 있지만, 마찬가지로 환자도 자신의 증상을 정확히 의사에게 전달할 의무가 있다. 환자와 의사가 서로 협력하지 않으면 치료는 원활하게 이루어지지 않는다.

하지만 초진을 할 때 환자가 아무리 고통을 호소해도 의사가 거기에 답하지 않고 다른 질문을 하는 경우가 있다. 고통스러운 환자는 불만을 품을 것이다.

이것은 기본적으로 환자가 하고 싶은 말과 의사가 듣고 싶은 말이 다르기 때문이다. 환자는 고통을 호소함으로써 한시라도 빨리 그것을 해소하고자 하지만, 의사의 입장에서 보면 겉으로 나타난 통증보다 배후에 잠재해 있는 것을 발견해, 그것을 토대로 병을 진단하려는 생각이다.

의사의 진찰법은 실제로 몸을 진단하는 청진, 타진, 촉진, 눈으로 관찰하는 시진, 그리고 환자의 호소를 듣고 병을 유추하는 문진이 있다. 모두 중요한 진찰법이지만, 특히 초진 때는 문진의 비중이 높아, 문진에 의해 병의 70~80퍼센트를 진단할 수 있다.

진찰을 받을 때 '이 질문에 답해주세요'라는 식으로 '문진표' 혹은 '질문표'를 건네기도 하는데, 의사는 먼저 이 문진에 대한 대답을 참고로 하여 진찰을 진행하는 경우가 많다.

의사의 문진에서는 '지금 몸의 상태', '현재의 증상', '이전의 병력', '가족력' 순으로 묻는 것이 통례이다.

지금 몸의 상태에 관한 질문 : **"어떻습니까?"**

지금 환자의 상태를 의사가 "어떻습니까?" 하고 묻는 그 자체이다. 환자는 머리가 아프다, 배가 당긴다 등의 증상을 상세하게 말하면 된다.

현재 병의 상태에 관한 질문 : **"언제부터 시작되었습니까?"**

의사는 "그 증상이 언제부터 시작되었습니까?" "얼마나 지속되었습니까?" "전에도 이런 증상이 나타난 적이 있습니까?" 등을 묻는다. '언제부터' '어떤 식으로'를 자세히 대답하면 된다.

이 과정에서 의사가 "그 전에는 증상이 없었습니까?"라는 질문을 하는 경우가 있다. 이것은 '언제부터 시작되었나?'라는 것만으로는 병의 원인이 언제부터 잠재해 있었는지 판단할 수 없기 때문이다.

예를 들어 심근경색의 경우, 처음부터 심장 부위가 아픈 것이 아니라, 위와 복부, 왼손 등이 아프기 시작해, 그것이 오래 지속되어 심장이 갑작스럽게 아파오는 경우가 많다. 이것을 '연관통'이라고 하는데 환자는 판단할 수 없다.

그래서 심장이 아프기 전에 어떤 증상이 있었는지 파악해 종합적으로 판단하는 것이다.

이전의 병력에 관한 질문 : "전에 어떤 병을 앓았습니까?"

"전에 어떤 병을 앓았습니까?" "지금까지 큰 병에 걸리거나, 큰 상처를 입은 적이 있습니까?" 등을 묻는다.

이전의 병력에는 과거 언제의 병이 연관되는지 판단하기 어렵지만, 원칙적으로 치료에 오랜 시간이 들었던 병, 혹은 입원이 필요했던 병이라고 생각하면 된다.

가족력에 관한 질문 : "가족 중에 큰 병을 가진 분이 있습니까?"

환자의 가족 전체가 현재 어떤 병에 걸려 있는지, 과거에 어떤 병을 앓았는지를 묻는 것이다. 가족의 병력을 알면 유전이나 가정적 요인이 크게 작용하는 병인 경우 조속히 대처할 수 있기 때문이다. 예를 들면 '몸이 나른하다'고 호소하는 환자의 가족 중에 당뇨병을 앓는 사람이 있다면, 이 환자도 당뇨병을 의심해 볼 수 있다.

가족력은 환자의 부모, 형제, 자녀까지의 범위라고 생각하면 된다.

의사를 찾아가기 전에 이러한 점을 정리해두면, 문진표를 작성하는 데 수월할 뿐만 아니라, 의사의 질문에도 정확히 대답할 수 있다.

의사에게 전달할 것을
미리 정리해둔다

이상이 초진 때에 의사가 묻는 항목인데, 의사를 방문할 때는 불안감이 앞서 정확히 대답하지 못할 수도 있다.

그래서 병원을 방문하기 전에 이런 항목을 체크하고, 경우에 따라서는 메모해둘 것을 권유한다.

자각증상을 되도록 상세하게 기록해둔다

먼저 현재의 상태. 이것은 자각증상을 체크하는 것이다. 어떤 병이라도 진단시에는 '언제부터 증상이 시작되었는지' '어디가 어떻게 안 좋은지' '시간의 경과와 함께 증상이 어떻게 변했는지' 이 세 가지가 중요한 요소가 된다. 그래서 이 세 가지에 대해서는 생각나는 대로 최대한 노트에 기록해둔다.

자기 혼자 생각하여 정리하는 것도 좋지만, 그것이 어렵다면 가족이나 주변 인물의 도움을 받는다. 여러 가지 질문을 유추할 수 있기 때문에, 오히려 정리하기 쉬운 경우가 있다.

구체적으로 열은 있는지, 어디가 아픈지, 피가 나오는지, 현기증이 나는지, 마비 증상은 없는지, 붓기는 없는지 등의 증상과 함께 대소변의 색과 모양을 기록한다.

또한 그 원인으로 짐작이 가는 사항이 있으면 그에 대해서도 기록해둔다.

이렇게 하면 현재 상태와 병력을 무난하게 설명할 수 있다.

과거의 병력을 기록해둔다

다음은 과거의 병력. 전에 앓았던 병이 원인으로 작용하는 경우도 있다. 언제, 어떤 병에 걸려, 어떤 치료를 받았는지, 수술을 했는지 등을 기록해둔다. 이것은 병의 이름과 치료에 필요했던 일수, 그리고 입원과 수술 여부를 의사에게 전달하는 것이 목적이다. 구체적으로는,

① 입원에 관해서는 기간이 짧은 경우라도 모두 기록한다. 최근 유행하고 있는 '당일치기 입원'과 '1박2일 입원'도 빠짐없이 기록한다.

② 입원하지 않고 치료한 경우에는 최근 6개월간의 사항을 모두 기록한다.

③ 6개월 이전의 통원치료인 경우, 너무 짧은 기간의 것은 필요 없다. 최소 일주일 이상 통원한 병을 기록한다.

인간은 망각의 존재이기 때문에, 큰 수술이라면 모를까 사소한 병은 금방 잊어버린다. 하지만 차근차근 메모를 하다보면 기억이 날 수 있다.

알레르기에 대해 기록해둔다

초진할 때 의사는 반드시 "알레르기를 일으킨 적이 있습니까?"라고 묻는다.

알레르기란 구체적으로 말하면, 천식이나 두드러기, 피부병 같은 것이지만, 그런 증상이 약에 의해 일어난 것인지, 아니면 당시에 섭취한 음식 때문인지, 환자 자신도 판단하기 어려운 경우가 많다.

그래서 "알레르기란 구체적으로 어떤 증상을 말합니까?" 하고 되묻도록 한다. 그러면 의사는 어떤 증상인지 설명해줄 것이다.

알레르기 중에서도 의사가 가장 염려하는 것은 약의 부작용이다. '약물 알레르기'라고 말하는데, 약이 몸에 맞지 않아 이상한 반응을 일으키는 것이다. 하지만 이 약물 알레르기는 미리 판단할 수가 없다. 약을 투여하지 않는 한 알 수 없는 것이다.

그렇지만 과거에 특정 약물에 대해 알레르기를 일으킨 적이 분명히 있다면, 그 약물의 투여를 피할 수가 있다. 페니실린 알레르기가 확실한 경우는 그것을 투여하지 않으면 된다.

그래서 알레르기가 있는 사람은 어떤 약과 주사에서 알레르기 반응을 일으켰는지 반드시 메모해둔다. 과거에 진찰을 받을 때도 "알레르기가 있습니까?" 하는 질문을 받았기 때문에, 그것을 떠올리면 좋을 것이다.

또한 과거에 이상한 알레르기 경험을 한 적이 있다면, 그것이 약물에 의한 것이든 음식에 의한 것이든 분명히 전달해야 한다. 조금이라도 알레르기 반응을 일으킨 경우 상세하게 이야기하도록 한다.

현재 치료중인 병에 대해서

현재 다른 병원이나 클리닉에서 치료받고 있는 경우, 그 병명과 현재의 상태를 기록해둔다. 지금 다니는 곳이 내과인 경우, 이를테면 외과나 정형외과 등은 관계없다고 생각할 수 있지만, 약 문제도 있기 때문에 전혀 관계없다고 할 수는 없다.

지금 복용중인 약, 영양제에 대해 체크해둔다

몇 군데의 진료과에서 진찰을 받고 있는 경우에는 약이 겹칠 수 있다. 약은 필요 이상 복용하면 위험하며, 약의 조합에 따라서는 부작용을 일으킬 수도 있다. 약의 이름을 기록해놓거나, 약국에서 받은 사용설명서를 가지고 가면 좋을 것이다.

의사가 처방한 약뿐만 아니라, 일반 약국에서 팔고 있는 것과 건강식품, 영양제도, 경우에 따라서는 그 양을 조절해야 할 필요가 있다. '약이 아니니까 괜찮겠지' 하고 멋대로 판단하지 말고, 정확하게 이야기하도록 한다.

과거의 검사자료와 비교해본다

과거에 받은 검사 결과에 대한 복사본이 있다면, 이번 의사의 진단과 비교해본다. 혈액검사 수치와 소변검사 자료 등은 병원에 의뢰하여 받을 수 있다.

병원에서 진료를 받을 때마다 이런 자료를 입수해 정리해둔다. 자료에 날짜를 기입해두면, 자신의 건강 상태의 경과를 일목요연하게 볼 수 있다.

하지만 이런 자료는 자칫하면 산만해질 우려가 있다. 그래서 직접 '건강노트'를 만들어, 그 자료들을 첨부하도록 한다.

검사자료를 첨부한 부분에 날짜, 증상, 병원명, 그리고 어느 의사의 진찰을 받았는지, 어떤 검사를 했는지, 검사결과, 진단명, 어떤 약을 처방받았는지, 그 효과는 어땠는지 등을 기록한다.

동시에 의사가 말한 주의사항, 그 의사의 인상, 말투, 태도 등에 대해서도 기록해두면, '의사의 납득진료란 어떤 것인지' 그 상황을 실감할 수 있다.

최근에는 환자용으로 이런 수첩을 제공하는 병원도 있다. '진찰수첩' '진찰 북'이라고 부르는데, 진찰내용과 처방약, 효과에 대해 의사가 기입해준다. 환자는 이것을 가지고 다니면 편리하지만, 자칫 의사에게 모든 것을 맡길 우려가 있기 때문에, 내용을 반복해서 읽는 습관을 들이도록 한다. 아무리 의사가 꼼꼼히 기입해주어도 환자가 그 내용을 파악하고 있지 않으면, 수첩을 들고 다니는 의미가 없어진다.

의사의 진찰을 받을 때는 메모지를 가지고 다녀라

환자가 의사와 이야기를 할 때는 메모를 하도록 권하고 싶다. 큰 노트를 들고 다니기는 불편하겠지만, 작은 메모지 정도라면 주머니에 넣을 수 있을 것이다. 그때 "개인적으로 기록해서 정리하려고 하는데, 메모를 해도 괜찮을까요?" 하고 양해를 구하는 것이 매너이다. 대부분의 의사는 거절하지 않을 것이다.

메모를 하지 않고 들으면, 그때는 이해하는 것 같아도 나중에 애매해지기 쉽다. 양심적인 의사는 종이에 적어 설명하고 그것을 환자에게 건네주지만, 그렇지 않은 경우는 되도록 메모를 하는 습관을 들이는 것이 좋다. 나중에 기억이 흐릿해질 때를 대비할 수 있을 뿐만 아니라, 메모를 하면서 들으면 의사의 말을 정리해서 머리에 입력할 수 있다.

그렇다고 하나에서 열까지 전부 메모할 필요는 없다. 중요한 점만 메모하고, 집에 돌아와 노트에 옮겨 정리하도록 한다.

"왜 좀더 빨리 오지 않았습니까?"
라는 말의 의미

의사와 원활하게 커뮤니케이션하기 위해서는
의료란 어떤 것인가를 알아둘 필요가 있다. 아무리 가벼운 증상
으로 보이는 경우라도 금방 낫는 것은 아니다. 빨리 나을 것 같
은 병이라면 의사를 찾지도 않을 것이고, 또 의사도 "괜찮습니
다, 자고 나면 나을 거예요"라는 한 마디면 족할 것이다.

하지만 이런 것을 이해하지 못하고, 의사에 대해 함부로 말하
는 환자도 있다. 그런 때 의사가 하는 말을 예로 들어 몇 가지
설명해보겠다.

먼저 "왜 좀더 빨리 오지 않았습니까?"라는 말.

의사가 환자에게 이렇게 말하는 경우가 있다. 환자의 대부분
은 특별한 자각증상이 없으면 '아무렇지도 않으니까 괜찮겠지'

라고 판단하여, 병의 원인을 방치하는 경우가 많다. 예를 들면 건강진단 결과 위험한 수치가 나와, 간질환이나 당뇨병, 고혈압 등의 위험성을 지적받아도, 당장 지장이 없기 때문에 그대로 내버려둔다. 그러다가 몸에 이상이 생기면 허둥지둥 의사에게 달려가는 경우가 많다.

이런 때 의사는 그런 말을 하는 것이다. 환자의 입장에서 보면 '새삼스럽게 이런 말을……' 하고 생각할 것이다. "그때는 병원에 올 것까지는 없다고 생각해서……"라고밖에 대답할 수가 없다.

하지만 이것은 환자를 책망하는 것이 아니라, '무엇 때문에 당신은 검사를 받았습니까? 검사 결과에 따라 자신의 몸을 지키는 것은 당신 자신입니다'라고 경고하는 것이라고 이해하는 것이 좋다.

예를 들면 고혈압증, 고지혈증, 당뇨병, 비만 등의 생활습관병은 자각증상이 없더라도 그대로 두면 뇌출혈을 비롯해 여러 가지 병을 일으킨다. 방치해두어 병이 심해질수록 회복하는 데 상당한 시간이 드는 것은 당연하다.

혹은 처음에는 치료를 잘 받아도 증상이 개선되면 의사의 지시를 따르지 않고 자기 마음대로 치료를 그만두는 사람도 있다. 이것은 매우 위험한 일이며, 얼마 후에 재발해 다시 의사를 방문하는 사람이 많다.

이런 사람에게 의사는 "이번에는 제대로 치료받으실 거죠?"라고 다짐을 받기도 한다. 이 또한 '자기 몸을 지키는 것은 자기 자신이다'라고 가르치고 있는 것이다.

의사는 환자의
이런 말을 싫어한다

흔히 환자들은 주사나 약을 전지전능한 것으로 착각해, "주사 한 대 놔주세요" 또는 "링거주사 부탁해요"라고 요구하는 경우가 많다.

심지어 "내일은 일이 바빠서 오늘 중으로 치료를 끝내고 싶은데, 주사 한 대 놔주세요"라고 말하는 사람도 있다. 하지만 아무리 능력 있는 의사라도 그렇게 신속하게 치료할 수는 없다.

병을 단번에 낫게 하는 주사나 약이란 존재하지 않는다. 주사와 약은 인간이 본래 가지고 있는 회복력(자기 치유력)을 높이는 데 도움을 주는 것이지 병 그 자체를 '퇴치'하는 수단이 아니다.

더구나 주사나 링거주사는 그 방법밖에 약을 주는 수단이 없을 때, 혹은 주사나 링거주사 쪽이 효과가 빠르다고 판단한 경우에 필요한 수단이기 때문에, 기본적으로는 약을 복용하는 것과 다를 바 없다.

마찬가지로 "어떻게든 열을 내려주세요"라며 해열제를 처방해 달라고 조르는 환자도 있다. 하지만 치료의 원칙에서 보면, 왜 발열했는지 그 원인을 분명히 파악하지 않으면 치료했다고 할 수가 없다.

이런 경우, 올바른 의사라면 원칙적으로 해열제를 처방하지 않는다. 해열제를 이용해 열만 내리면, 병이 잠복해 있다가 오히려 치료가 늦어지는 결과를 낳을 수 있기 때문이다. 그래서 환자는 증상만 없애달라는 주문을 해서는 안된다.

의사의 애매한 말을
어떻게 판단해야 할까

"괜찮은 것 같은데, 좀더 확실히 하기 위해 검사를 해보는 게 좋겠습니다."

자신이 암에 걸린 것은 아닌지 의심하면서 병원을 방문했을 때 이런 말을 듣는다면 환자는 무척 혼란스러울 것이다. '괜찮은 것'인지, 아니면 '암에 걸린 것'인지, 어느 쪽으로 생각하는가는 환자의 성격에 달려 있다. 이 말을 액면 그대로 받아들이면, '의심할 것은 없지만 확실히 하기 위해서'가 된다.

의학에는 '100퍼센트 절대'라는 것은 없다. 예를 들어 암인 경우라도 의사는 '절대 암이 아니다'라든가 '틀림없이 암이다'라고는 말하지 않는다. 그래서 검사를 하는 것이지만, 의사는 '일단 괜찮은 것 같은데, 혹시 모르니까 검사를 해보자. 결과가

126

아무 이상 없으면 안심이니까' 정도의 가벼운 기분으로 이런 말
을 하는 경우가 많다.

환자의 입장에서 보면, 의사가 암이 아니라는 것을 확신한다
면 '괜찮은 것 같다'는 애매한 표현이 아니라 '괜찮다'고 말해주
었으면 하고 바라겠지만, 의사는 단정적인 말을 피하는 경향이
있다.

이런 경우는 "검사를 하는 의미는 암이 강하게 의심되기
때문인가요?"라고 확실하게 되묻는다. 그러면 '아니, 걱정할
건 없다'는 의사의 생각을 명확히 알 수 있다.

사실 의사가 이처럼 '애매한 말'을 하는 것은, 지나치게 신중
을 기한 나머지 단정적인 표현을 피하려는 것인데, 종종 환자에
게 불필요한 불안감을 주기도 한다.

"암이 의심되는 것도 부정할 수 없습니다."
라는 말도 마찬가지다. 대개 의사가 '부정할 수 없다'는 말을 사
용할 때는, '가능성은 상당히 낮지만, 전혀 아니라고는 할 수 없
다'는 정도로 이해하면 된다.

의사의 입장에서 보면 '가능성은 낮다'는 취지를 나타내고자
하지만, 문외한인 환자는 그렇게 받아들이지 않는다. '암이 의
심된다'는 말에 과잉 반응하고 만다.

하지만 이 말에 당황하지 말고, "암일 가능성이 어느 정도 됩
니까?" 하고 의사의 생각을 물어본다. 물론 정확한 것은 검사해

봐야 알 수 있지만, "검사하면 어느 정도까지 알 수 있습니까? 결과는 정확한가요?"라고 분명히 물어보면, 어느 정도 가능성이 있는지 파악할 수 있을 것이다.

"이 부분이 조금 염려됩니다."

이런 말을 하는 경우도 있다. 이것은 애매한 말의 범주에 속하는 것이 아니라, 의사의 육감에 가까운 말이라고 할 수 있을 것이다. 경험이 풍부한 의사라면 대부분 병의 '진행 상황'을 예측할 수 있다. 하지만 예상 밖의 상태가 되었을 때 이 말을 하는 경우가 많다.

예상 밖이라는 것은, 예상했던 것보다 진행이 빠르거나 다른 병을 병행할 가능성이 있다는 의미이다. 의사는 이것을 '염려된다'는 말로 표현하는 것이다. 물론 염려했던 부분에 실제로 이상이 생긴 경우도 많다.

'애매한 말이 아니라 직감'이라고 했는데, 의사의 이런 감각이 치료에는 반드시 필요하다. 이런 번뜩이는 판단이 새로운 발견을 하는 것은 의학계에서도 마찬가지다.

조금 염려된다고 느끼면 의사는 여러 가지 증례를 조사하거나, 새로이 검사를 하게 된다. 그 결과 의외의 병을 발견하기도 하고, 예상치 못한 이상 증후를 조기에 발견할 수도 있다.

그런 의미에서는 '조금 염려된다'는 것이 나쁜 의미가 아니지만, 환자의 입장에서 새로운 병의 가능성으로 연결되는 표현은 마음 편히 들을 수 있는 말이 아닐 것이다.

　의사가 이런 말을 한 경우에는 '어디가 어떻게 염려스러운지'를 분명하게 묻도록 한다. 하지만 의사는 확실한 설명을 해주지 않을 수도 있다. 왜냐하면 직감에 속하는 것은 말로 간단히 설명할 수 없기 때문이다.

　그래서 "그럼 어떤 가능성을 생각할 수 있을까요?" 그리고 "어떤 검사를 하게 됩니까?"를 묻는다. 의사의 입장에서도 환자에게 설명하는 동안에 막연했던 직감이 명확한 이미지로 바뀔 수 있다.

약에 대한 의사의 말을
되묻는다

"새로운 약을 사용해보고 싶은데……."

지금까지 사용했던 약으로는 눈에 띄는 효과가 나타나지 않을 때, 의사가 환자에게 이렇게 권하는 경우가 있다.

이 경우 새로운 약은 이미 당국의 허가를 얻어 의료보험의 대상이 된 것과, 아직 허가를 얻지 못해 보험 대상이 아닌 경우 두 종류가 있다. 후자는 신약의 약효를 테스트해보고 싶은 경우이다.

이미 허가를 얻은 경우라면 효과와 부작용이 확실하기 때문에, 환자에게 있어서도 받아들이기 쉬울 것이다. 하지만 허가를 얻지 못한 경우 '괜찮을까' 하고 불안해지는 것은 당연하다.

의사가 허가 받지 않은 약을 사용하려는 배경에는, 기존의 약

130

으로는 충분한 치료 효과를 볼 수 없다는 생각에서이다. 혹은 신약이 허가를 받기 위해서는 많은 테스트 결과가 필요하기 때문에, 그런 테스트 자료를 원해서일 수도 있다.

하지만 환자는 자신이 신약의 실험 대상이 된다고 생각하기 쉽다. 물론 의사는 신약의 문제점과 부작용, 예상되는 효과에 대해서 충분히 설명해주어야 한다.

상세하게 설명해주지 않는다면 분명히 거절하도록 한다. "새로운 약을 사용할 타당한 이유가 있습니까?"라고 분명하게 묻는 자세를 가져야 한다. '지금까지 진료해준 의사니까'라고 타협해서는 안 된다.

"약을 바꾸겠습니다."

치료를 오래 하다보면 의사가 이런 말을 하는 때가 있다.

"증상이 좋아졌으니까 조금 가벼운 약으로 하겠습니다."
라고 명확하게 말해주면 환자도 안심할 수 있지만, 곧잘 설명을 빠뜨리기도 한다.

다시 말하지만, 의사가 약을 바꾸려는 데는 증상이 개선되어 기존의 약보다 가벼운 것으로 하는 경우만 있는 것이 아니다. 이제까지 썼던 약이 생각보다 효과가 없는 경우, 부작용이 심한 경우, 그리고 새로운 약을 테스트하려는 경우가 있다.

약은 오래 사용하면 효과가 떨어진다. 이것을 '약제내성'이라고 하며, 몸이 약에 대한 저항성을 가지기 때문에 효과가 없어지고, 동시에 부작용이 심해지기도 한다. 의사는 이를 고려해 약을 바꾸도록 제안한다.

이런 경우도 마찬가지로 "왜 약을 바꾸나요?" 하고 이유를 묻도록 한다. 그리고 "지금 복용하는 약과 새로운 약이 어떻게 다릅니까?"라고 분명하게 묻는 것이 중요하다. 약을 바꾸든 말든 의사에게 맡기기만 해서는 안 된다.

만일 새로운 약에 대해서 좀더 알고 싶을 때는, 인터넷 검색을 해서 '의약품제공정보' 등을 알아보면 된다. 약에 대한 궁금증이나 신약 소식, 부작용 등에 대해서 알 수 있다.

"이 약을 복용하고 달라진 점이 있으면 말해주세요."

이때 '달라진 점'이라는 것은 부작용을 말한다. 약에는 약효와 동시에 부작용이 있게 마련이다. 예를 들어 혈압강하제는 대부분의 환자에게 효과가 있지만, 0.01~0.5퍼센트의 확률로 부작용이 나타난다. 약에는 다소의 위험이 따르는 것이다.

일반적으로 의사는 어떤 약이 어떤 부작용을 일으키는지 알고 있다. 하지만 반드시 부작용이 생긴다고 단정지을 수는 없다. 그것은 환자의 몸 상태나 체질에 따라 다르고, 경우에 따라서는 예상밖의 부작용을 초래하기도 한다.

의사는 약을 처방할 때 부작용에 관한 설명을 해주도록 되어 있다. 예상되는 범위 내에서의 부작용이라면 그다지 걱정할 것은 없다. 문제는 예상치 못한 부작용이다. 어떤 부작용이 생길지는 의사도 예측할 수 없는 것이 현실이다.

의사가 부작용에 대해 말할 때 환자는 '어떤 부작용이 생길 수 있는지' 확실히 알아둔다. 메모를 하는 것도 좋은 방법이다.

그리고 일반적인 부작용 이외의 증상이 나타난 경우, 혹은 일반적인 부작용이라도 특히 심한 경우는 곧바로 의사에게 알리도록 한다. '다음 진찰 때까지 기다리자'는 생각으로 방치해두지 말고, 즉시 의사에게 연락해 어떻게 대처하면 좋은지 상담하는 것이 바람직하다.

"약은 제대로 복용하고 있습니까?"

의사는 환자가 제대로 약을 복용한다는 것을 전제로 치료방침을 세운다. 하지만 처음에는 증상이 심하기 때문에 제대로 지시를 따르던 사람도, 증상이 호전되면 복용하던 약을 중단하는 경우가 있다. 환자의 대부분은 처음 치료에서 2주일이 지나면, 의사의 지시대로 약을 복용하지 않는다는 통계도 나와 있다.

'제대로' 지시를 따른다고는 하지만, 제시간에 맞춰서 복용하지 않거나, 정해진 양을 지키지 않는 사람도 있다.

의사가 정기적으로 증상을 체크하면 제대로 복용하고 있는지 곧바로 판단할 수 있다. 의사가 이런 말을 하는 것은 제대로 약을 복용하는지 확인하기 위해서가 아니라, '제대로 복용해야만 된다'고 조언하는 것이다.

입원을 권유받았을 때
어떻게 할까

"입원할 필요가 있습니다."

의사가 이렇게 선고하면 '역시' 하고 생각하는 사람이 있는 반면, 대개는 '어째서?' 하며 갑자기 불안해지는 것이 보통이다. 얼마나 입원해야 하는지, 입원비는 어느 정도 드는지, 수술을 해야 하는지, 다니던 직장은 어떻게 해야 하는지…….

병 때문에 몸이 자유롭지 못한 상태이기 때문에 불안감은 한층 심해진다. 이런 불안감을 떨쳐버리기 위해서는 조용히 생각할 시간이 필요하겠지만, 대부분은 입원을 당연하게 받아들인다.

하지만 의사로부터 입원해야 한다는 말을 들어도, 정말 그럴 필요가 있는지 원점으로 돌아가서 생각하는 것이 중요하다.

의사에게 입원의 필요성에 대한 말을 들어도, 그대로 따르지 않으면 큰일이 생기는 것은 아니다. 입원도 바람직하지만, 통원 치료하는 방법도 있다.

우선 "외래치료는 불가능합니까?" 하고 물어본다. 의사는 이렇게 대답할 것이다.

"외래로는 집중적으로 치료할 수 없기 때문에, 역시 입원하는 것이 좋겠습니다."

이처럼 그 이유를 확실하게 설명하여 입원의 필요성을 강조하는 의사라면 납득할 수 있을 것이다. 하지만 통원치료로도 충분한데 굳이 입원을 권유한다면, '병실이 비어 있구나'라고 판단할 수도 있다. 병원 측의 상업적인 이유라고 생각할 수 있겠지만, 어디나 그런 것은 아니다.

정말 입원이 필요한지 자세하게 묻도록 한다. 그리고 조금이라도 의문점이 생기면 다른 의사에게 진찰받는 방법도 있다.

'집요하게 물으면 의사의 기분을 상하게 해서, 입원 후의 치료에 나쁜 영향을 미치지 않을까' 하는 소심한 생각은 버리도록 한다. 입원과 수술이라는 장애물을 뛰어넘으려면 의사와 의료팀, 그리고 환자가 한 마음이 되어야 한다. 질문에 대해 싫은 표정을 짓는 의사라면 입원이나 수술도 제대로 이루어지지 않을 것이라고 판단하고, 즉시 다른 의사를 찾도록 한다.

환자 입장에서는 입원을 선고받은 병원에서 치료받는 것을 당연하게 여기겠지만, 반드시 그럴 필요는 없다. 점차 '병원은 의료를 행하는 서비스업'이라는 의식이 강해지기 때문에, 자신의 증상에 맞는 병원인지 철저하게 체크해보도록 한다.

그리고 만약 자신의 병에 대해 유명한 명의(名醫)가 다른 병원에 있다면 그 병원에 입원하는 것도 좋은 방법이다. 입원하는 경우 최저 24시간 동안 자신의 목숨을 맡겨야 하기 때문에, 진단을 받고 입원을 권유받은 병원에 반드시 입원할 필요는 없다는 것이다.

그럼 충분히 납득하여 입원을 결정했다고 하자. 다음과 같은 대화가 오고갈 것이다.

"언제부터 입원해야 할까요?"

"되도록 빠른 것이 좋습니다."

"입원기간은 얼마나 걸립니까?"

"대개 2주일 정도 걸립니다."

병의 종류나 증상에 따라 입원기간은 다르겠지만 대략의 입원기간을 미리 알아두는 것이 좋다.

그런데 병원에서 필요 이상으로 입원 기간을 길게 잡는 경우가 있다. 그 이유는 두 가지를 들 수 있다. 먼저 환자 가운데 입원을 환영하는 사람이 많다는 것. 환자는 가족과 함께 지내는 것이 바람직하다고 생각하는 나는 조금이라도 빨리 집으로 돌려보내고 있다. 입원하면 비용이 많이 들고, 입원생활에는 여러 가지 제약이 따르게 마련이다.

그런데 환자 중에는 입원을 좋아하는 사람도 있다. 병원에 있으면 치료와 간호를 제대로 받을 수 있고, 식사 걱정도 없다. 집에 있는 것보다 안심할 수 있고, 통원하는 것보다 편리하다는 것이 이유이다. "집에 있으면 편히 쉴 수 없기 때문에, 되도록 오래 입원하고 싶어요"라고 호소하는 환자의 말에 조금 놀란 경험도 있다.

두 번째로 이런 환자의 호소를 받아들여, 병원이 입원 기간을 늘이는 경우이다. 물론 특성상 입원환자가 많이 몰려드는 병원은 예외지만, 빈 침대를 채우기 위해서 입원 기간을 늘이는 예도 있을 수 있다.

미국의 입원 기간이 3.5일인데 반해 일본의 입원 기간은 2주에서 한달이 보통이다. 일본의 입원 기간이 미국의 4배에 이르는 것은 이 두 가지 요인이 맞물려 있기 때문이라고 생각한다.

그런데 최근에는 입원 기간이 서서히 줄어들어, 순서를 기다리는 환자가 많은 병원에서는 증상이 안정되면 퇴원시켜 통원치료로 전환하는 곳이 늘고 있다. 만에 하나 당초의 퇴원예정일을 넘겨도 퇴원 허가가 나오지 않는 경우는 그 이유를 묻도록 한다.

반대로 퇴원은 했지만 집에서의 생활에 불안을 느끼는 경우는, 사전에 의사나 사회복지사에게 상담을 받도록 권하고 싶다.

그 병원에 입원하는 것이
최선의 선택인가?

"언제부터 입원할까요?"

입원이 필요하다고 이해하더라도, 그대로 그 병원에 입원할
필요는 없다.

물론 그 병원이 자신의 병에 전문이고, 담당의사도 친절하게
설명해주어 신뢰할 수 있다면 순순히 그 말에 따르는 것이 좋을
것이다.

하지만 치료나 수술의 경과에 따라서는 재활훈련이 필요하거
나, 다른 병원으로 옮겨 치료를 받게 될 가능성도 있다. 가족이
다니기 편한 곳인지 지리적인 문제도 있다. 입원을 받아들이기
전에 이러한 것을 고려해보는 것이 바람직하다.

예를 들면 암이나 심장병 같은 중대한 병인 경우에는 '특정기

능병원'이라고 해서 고도의 최신 의료를 행하고, 새로운 치료법을 도입하는 병원으로 가는 것이 좋은 경우도 있다. 국립암센터나 국립순환기센터, 국립 또는 사립대학병원 등이 여기에 해당되는데,

"그런 병원으로 가는 것이 좋을까요?"

라고 솔직하게 물어본다. 대부분의 의사는 소견서를 써줄 것이다. 단, 특정기능병원은 입원환자가 쇄도하는 것이 현실이기 때문에,

"일단 여기에 입원하고, 상황을 보도록 하죠."

라고 의사가 말할 수도 있다. 심각한 상황이 아닌 경우라면 그 말에 따르는 것도 방법이다. 물론 그 의사가 신뢰할 만하다는 전제하에서이다.

또한 수술 후 재활훈련이 필요한 경우도 있다. 증상이 가볍다면 문제될 것이 없겠지만, 고도의 기능회복훈련이 필요한 경우에는 전문 의료진이 모여 있는 '재활전문병원' 쪽이 적당하다. 현재로서는 처음에는 일반병원에서 수술이나 치료를 받고, 퇴원 후 그쪽으로 옮기는 것이 보통이다.

"만일 수술 후 재활훈련이 필요한 경우 어떻게 하면 좋을까요?" 하고 물어보도록 한다. 양심적인 의사라면 당연히 거기까지 생각하여 곧바로 대응책을 알려줄 것이다. 아울러 간호체제가 잘 갖춰져 있는지 물어본다.

입원 환경이 쾌적한지를
체크한다

"입원생활에 여러 가지 불편함이 있겠지만······."

입원하려면 환경적인 문제도 고려할 필요가 있다. 시설이나 위생면에서 안심할 수 있는지, 간호사와 의료진의 태도는 좋은지 등도 체크한다. 잠시 동안 몸을 맡겨야 하는 곳이기 때문에, 입원생활이 쾌적할 수 있는지는 중요한 요소이다.

시설면에서는 가능한 한 일반 시민의 생활에 버금가는 설비가 갖춰져 있어야 한다. 종합병원처럼 은행 CD기까지는 아니더라도, 매점과 면회실, 식당이 갖춰져 있는 것이 좋다.

수술 직후에는 안정이 필요하지만, 그 외의 입원기간 동안에는 남아도는 시간을 주체 못하는 경우가 많다. 매점과 식당, 면회실이 있으면 기분전환을 할 수 있다. 그 규모는 둘째 치고 일단은 청결하고 편안한 것이 조건이다. 그러므로 입원을 결정하기 전에 병원 내부를 살펴보는 것이 좋다.

다음은 의료진을 살펴본다. 최근에는 '팀 의료'라고 해서, 한 환자에 대해 의사 이외에도 약사를 의료진에 포함시키고 있다. 그들은 서로 정보를 교환하고 공유해서 환자의 증상 개선에 노력하는데, 이런 의료진이 활기차게 움직이는 병원이라면 우선 안심할 수 있다.

의료상담실이 있어 수시로 사회복지사와 상담할 수 있는 시스템을 갖춘 것도 중요한 요소이다. 환자의 세세한 의견을 들어주고, 의료제도와 복지제도 상담에 응하는 기관은, 진정으로 입원 환자의 편이라고 할 수 있다.

간호사에 대해서는, 한 병동에 간호를 담당하는 직원이 얼마나 되는지를 체크해 본다. 의료상담실에서 그런 사항을 즉시 알려주는 병원은 서비스가 원활하다고 생각할 수 있다.

그리고 식사도 중요하다. 예전에는 병원의 저녁식사는 오후 다섯 시에 나왔는데, 일반 생활에서는 생각할 수 없는 이른 시간이었다. 환자보다는 직원의 근무 체제에 맞춘 결과이다.

하지만 최근에는 일상생활과 같은 수준으로 가장 배가 고픈 시간에 따뜻한 음식을 제공하는 경우가 대부분이다. 그러므로 저녁식사를 내주는 시간은 몇 시인지, 따뜻한 음식이 나오는지 체크하면, 그 병원의 자세를 가늠할 수 있을 것이다.

입원 경험이 있는 사람이라면 누구나 알겠지만, 입원생활의 최대 즐거움은 식사이다. 일일이 환자 개인의 입맛에 맞출 수는 없지만, '먹는 것'에 대한 배려가 되어 있지 않은 병원은 환자를 소중히 생각하지 않는 곳이라고 판단해도 좋을 것이다.

최소한 매일의 식사 메뉴를 게시하는 곳을 선택한다. 그리고 가능하면 '복수 메뉴'를 제공하는 곳이 바람직하다고 생각한다. 아침식사는 전통식(밥과 국)이나 빵, 저녁식사는 고기나 생선 등을 선택하는 병원이 늘고 있다.

물론 제한된 범위 안에서의 선택이지만, 기호나 식욕에 따라 메뉴를 선택할 수 있는 병원은, 환자에 대한 서비스 정신이 강하다고 판단할 수 있다.

수술을 결정하기 전에
꼭 질문해야 할 것들

"빨리 수술하는 것이 좋겠습니다."

의사에게 이런 말을 들으면 '큰일이다, 어떡하지' 하는 생각에 마음이 혼란스러워진다. 더구나 '빨리'라는 단서가 붙으면 한층 불안해진다.

하지만 수술을 승낙하는 문제를 그 자리에서 결정해야 하는 것은 아니다. 양심적인 의사라면 "신중히 생각해보고 결론을 내리세요"라고 말해줄 것이다.

환자는 우선 '반드시 수술이 필요한지' '달리 치료할 방법은 없는지'를 캐묻는다. 자신의 병명, 증상, 병의 정도 등을 확실히 이해하지 않은 채 수술을 선택한다면 후회하게 될지도 모른다. 수술은 성공률이 높다고 해도 백 퍼센트 괜찮다고 장담할 수는 없다.

긴급하게 수술이 필요한 경우는 어쩔 수 없지만, 되도록 수술을 하고 싶지 않다면 그 뜻을 분명히 전달해야 한다.

그러면 의사는 이렇게 말할지도 모른다.

"제가 환자라면 수술을 택하겠습니다."

그래서 수술을 결심할지, 아니면 끝까지 수술을 하지 않고 치료하는 길을 찾을지는 환자가 결정할 몫이다. 수술을 승낙한 경우라도 반드시 물어야 할 것이 많이 있다.

먼저 수술 방법을 묻는다. 어떤 수술을 하는지, 어느 부분을 제거하는지, 의사는 구체적인 설명을 해주어야 한다. 단, 전문적인 표현 때문에 이해하기 힘들다면 "미안합니다, 그림으로 설명해주시겠습니까?" 하고 부탁하는 것도 좋은 방법이다.

다음은 누가 수술을 집도하는지도 중요하다. 집도의가 그 병의 전문의인지, 수술 경험이 얼마나 되는지, 과거에 같은 수술을 몇 번이나 했는지 물어둔다.

"이 수술에 관해서는 그 의사의 경험이 얼마나 됩니까? 성공사례는 몇 번이나 되나요?"

하고 구체적으로 물어본다. 눈앞에 앉아 있는 의사가 집도하는 경우에는 묻기 곤란할 수 있지만 용기를 갖는 것이 중요하다.

그리고 수술에 걸리는 시간을 알아본다. 경험이 풍부한 의사라면 즉시 대답해줄 것이다. 어려운 수술인지 아닌지, 혹시라도

144

수술이 길어질 가능성이 있다면 어떤 경우를 생각할 수 있는지, 그때 환자 본인과 가족은 어떻게 대처하면 좋은지 등을 상세하게 물어본다.

또한 증상에 따라 다르겠지만, 이번 수술로 끝나는지, 재수술의 가능성은 없는지에 대해서도 반드시 설명을 요구할 필요가 있다.

의사는 대개 '수술을 하면 낫는다'는 긍정적인 면을 강조함과 동시에, 위험성에 대해서도 상세하게 설명해준다. 하지만 수술 도중에 예상 밖의 병이 발견되거나, 긴급 상황이 발생하기도 한다.

또한 만일 의사가 "조금 어려운 수술이 될지도 모르겠습니다"라고 말한 경우, "실패할 확률은 어느 정도입니까?" "성공하지 못한 경우란 어떤 상황을 생각할 수 있습니까?"라고 질문한다.

수술 이후의
삶의 질에 대해 물어본다

"수술하면 증상이 좋아집니다."

의사는 이렇게 말한다. 하지만 수술이 성공해도 그후의 회복 상태가 순조롭지 못한 경우가 있다. 수술이 원인이 되어 합병증을 일으키는 일도 있고, 후유증에 시달리는 사례도 있다.

예를 들어 유방암의 경우, 유방을 절제하지 않는 온존요법을 시술하면 나중에 삶의 질에 큰 영향을 주지 않는 경우도 있지만, 절제수술을 하면 팔을 올리기 어렵다거나, 환부가 당겨 후유증에 시달릴 가능성이 있다. 더구나 여성에게 있어서 유방이 없어졌다는 상실감은 견디기 어려운 것이다.

이런 경우 반드시 '절제' 해야 하는지, 온존요법으로는 안 되는지 캐물어 신중하게 판단할 필요가 있다.

직장암인 경우도 마찬가지로, 넓은 범위를 절제하고 나면 인공 항문을 삽입하는 시술을 해야 하기 때문에 일상생활에 불편을 초래한다. 이 경우는 좁은 범위만을 절제하고 스스로 배설할 수 있도록 하는 수술 방법도 있다.

물론 암의 진행 정도에 따라 다르기 때문에 단순하게 판단할 수는 없지만, 의사가 수술을 권할 때는 수술 후의 생활에 관해서도 상담하는 것이 중요하다.

이렇게 생각하면 수술의 방법과 그후 투여되는 약의 선택에 신중을 기하지 않으면 안 된다. 암 수술 후에 투여되는 항암제 하나만 보더라도 '효과는 높지만 부작용이 심하기 때문에 입원이 필요한 약'과, '곧바로 효과가 나타나지 않지만, 통원으로 치료할 수 있는 약'이 있다. 어느 쪽이 최선인지 상담하고, 수술 후의 생활을 고려하여 결정해야 한다.

"이 수술을 받으면, 이후 생활에 지장이 없습니까?"
하고 물어본다. 납득이 가지 않는다면 2차 소견을 구한다.

수술 동의서를
꼼꼼히 점검한다

"동의서에 서명과 날인을 해주세요."

수술이 결정되면 '수술 동의서'(승낙서)에 서명 날인해야 한다. 본인과 친족의 동의를 구하는 것이 일반적이다. 병원 측으로서는 '만일'의 경우를 대비해 본인뿐 아니라 친족의 동의를 얻게 되어 있다. (한국에서는 동의서에 본인과 보증인으로 표기되어 있다—옮긴이)

'친족의 동의'라는 점에 환자는 별로 의문을 갖지 않지만, 나는 친족이라는 점이 마음에 걸린다. 미성년자인 경우는 법률적인 문제가 있기 때문에 당연하지만, 성인인 경우는 반드시 친족이 적당하다고는 할 수 없다. 상당히 가까운 관계가 아닌 한, 친족이 본인의 병을 얼마나 이해하고 있는지 의심스런 경우가 많기 때문이다. 물론 배우자나 같이 사는 가족의 경우는 괜찮다.

오히려 평소에 병에 대해 상담하고 있는 친한 친구나 지인이 있다면, "그런 사람은 안 되나요?" 하고 물어본다. 대개 '괜찮 다'고 답할 것이다.

수술 당일에는 동의한 사람이 입회하는 것이 통례이며, 불참 할 수밖에 없는 상황이 생긴 경우 환자에게는 무척 미안한 일이 다. 그런 것을 생각하면 부부나 자녀 이외의 친족보다는 오히려 환자의 병을 잘 알고 있으며 평소에 상담을 해온 친구나 지인이 적임자일 것이다.

그리고 친구 · 지인(혹은 친족)과 '긴급' 상황을 대비해 대응책 을 논의해두도록 한다. 아무리 병을 이해한다고 해도, '만일의 경우'에 정확한 판단을 내리기는 힘들다. '생명의 안전'과 '수술 의 범위'를 잘 가늠하여, '어떤 경우에 어떻게 할지' 방침을 정 해두면 긴급 시에도 당황하지 않고 대처할 수 있다.

또한 수술동의서에 서명 날인을 하기 전에 수술의 내용과 마 취 방법 등, 수술의 일괄적인 진행상황이 제대로 적혀 있는지 체크한다. 그리고 서명 날인을 한 후, 병원을 나서기 전에 보관 용으로 한 부 복사해두도록 한다.

그러기 위해서는 사전에 본인의 병에 대해 확실하게 조사할 필요가 있다.

동의서에는 흔히 '불의의 사태가 발생할 경우, 의학적 견지에서 적당하다고 생각되는 대처를 한다'고 씌어 있다.

'의학적 견지에서 적당하다고 생각되는 대처'라는 말에 안심해서는 안 된다. '어디까지 안전한가?' '어떤 위험이 있는가?'를 분명히 캐물을 것. 그런 내용이 적혀 있지 않은 경우, 따로 메모하여 의사의 사인을 받아두는 자세가 중요하다.

최근 들어 의료사고가 빈번하게 발생하고 있기 때문에, 병원 측은 이 문제에 민감하게 대응하기 십상이다. 환자가 이런 내용의 메모 용지를 내밀면 의사의 안색이 변할지도 모르지만, 이에 동요할 필요는 없다.

'안심한 상태에서 수술을 받고 싶다'는 의지를 표명하면 의사도 받아들일 것이다. 만일 화를 내거나 싫은 기색을 보이는 의사라면 즉시 다른 곳으로 옮기도록 한다.

의료사고를 당하지 않기 위해 알아야 할 것들

"약의 복용방법에 주의해주세요."

앞서 말한 대로 입원, 수술을 받는 경우에는 만일의 사태에 대한 대책도 강구해놓아야 한다. 병원 내의 의료사고라면 먼저 수술시의 실수가 머리에 떠오르지만, 실은 약에 관련한 사고가 대부분을 차지한다고 한다. 약의 종류를 착각하거나, 여러 가지 약을 한꺼번에 복용하여 생기는 사고가 많다.

의사와 약사가 함께 체크하기 때문에 상식적으로는 이해가 잘 안 가지만, 역시 인간에게는 실수가 있게 마련이다. 그렇다고 해서 '실수는 있는 법'이라고 넘어가서는 안 된다.

거듭 말하지만 '자신의 목숨은 자신이 지킨다'는 정신에 입각해, 환자 자신이 약에 대한 지식을 가질 필요가 있다.

의사가 약을 처방해주면 '그것은 어떤 약인지' '어떤 효과가 있는지' '어느 정도의 양인지' '어떻게 복용하면 되는지' 등을 약사에게 묻도록 한다.

병원 내에서는 환자가 직접 약을 관리하는 일은 없지만, "집에 가서는 냉장고에 넣어두면 될까요?" 하고 구체적인 보관방법을 알아둔다.

부작용이 예상되는 약인 경우에는 한층 주의가 필요하다. '언제쯤' '어떤 부작용이 생기는지' 분명히 알아야 한다. 특히 알레르기 증상이 있는 경우 의사에게 확실히 알리지 않으면 의외의 사고를 초래할 위험성이 있다.

여러 가지 약을 복용한 것이 원인이 되어 사고가 일어나는 경우도 늘고 있다. 평소에 자신이 어떤 약을 복용하고 있는지 분명히 알려야 한다. 한약이든 영양제든 예외 없이 보고하도록 한다.

"이름을 정확히 확인해주세요."

처방전을 들고 약국을 찾아갔을 때, 또는 엑스레이 검사 때 이런 말을 들은 경험이 있을 것이다. 의료사고에는 약뿐만 아니라, 환자의 이름이 바뀌어 사고가 발생하는 어이없는 일도 종종 일어난다. 다른 환자와 착각해 엉뚱한 장기를 떼어내는 예는 일일이 셀 수도 없다.

이런 사태를 막기 위해 최근에는 수술이나 검사시 환자의 팔에 명찰을 부착시키는 곳이 늘고 있다. 이름뿐 아니라 사진까지 붙이기도 하고, 병원내의 컴퓨터와 연결된 바코드를 붙이는 경우도 있다.

그래도 사고는 일어난다. 아무리 신중하게 체크해도 일어날 때는 일어난다. 특히 수술이 연이어 있을 때는 인간의 주의력은 산만해질 수밖에 없다.

그래서 이에 대한 대응책을 알아야 한다. 병원 내에서는 반드시 '자신이 누구인지'를 강조해야 한다.

수술 때만이 아니다. 진찰이나 검사를 받을 때, 주사를 맞을 때, 약을 받을 때 반드시 "제 번호가 맞나요?" "제 것이 틀림없나요?" 하고 물어보아야 한다. 물론 사전에 의료진이 확인하겠지만, 주의에 주의를 기울이는 의미에서 환자 본인도 확인을 소홀히 해서는 안 된다.

원래 수술을 한 경우에는 환자가 마취로 인해 잠들어 있기 때문에, 보호자가 대신 확인하도록 한다. 환자는 사전에 보호자에게 말을 해두는 것이 좋다.

더구나 대형병원이라면 이름이 같거나 비슷한 환자가 종종 생기기도 한다. 조금이라도 의심나는 점이 있으면 "○○과의 ○○○인데요, 이게 틀림없나요?" 하고 확인할 것. 이름 확인은 사고 방지의 기본이기 때문에, 의료진도 싫은 내색은 하지 않을 것이다.

혹시…
하는 생각이 든다면

"수술은 잘되었습니다."

'수술중' 램프가 꺼지고 의료진들이 문을 열고 나온다. 걱정스런 표정의 가족과 친지를 향해 의사가 이렇게 말한다면 다들 안도의 한숨을 내쉴 것이다.

이 말대로 순조롭게 회복하면 문제는 없다. 하지만 만일 증상이 급변하거나, 좀처럼 회복 기미가 보이지 않는 경우에는 어떻게 대처하면 좋을까. 물론 단순한 의료 실수나 사고만이 원인이 되는 것은 아니지만 '뭔가 이상하다'고 느껴지는 일이 종종 있다.

이런 경우 맨 처음 해야 할 일은 '왜 이렇게 되었는지'에 대해 솔직한 의사의 설명을 요구하는 것이다. 단순히 말뿐 아니라 차트와 진료기록을 보면서 명확하게 증거를 제시받을 필요가 있다. 진찰시에 교환한 메모나 녹음이 도움이 되는 경우도 있다.

설명을 듣는 자리에는 반드시 여러 명이 참석하는 것이 중요하다. 혼자라면 자리를 피해버리는 경우가 많기 때문이다. 그리고 반드시 메모를 할 것. 녹음을 하는 것도 하나의 방법이다.

단, 이 단계에서 차트와 진료기록의 복사를 요구해서는 안 된다. 최악의 경우, 병원 측이 유리하도록 진료기록을 바꾸어 놓았을 수도 있기 때문이다.

사실 이런 것에 대비하기 위해서도 사전에 복사를 해두는 것이 좋지만, 진료기록을 입수할 수 없다면 어쩔 수 없는 일이다.

그보다는 사실 관계를 정리하고 요점을 명확히 하여 노트를 만든다. 수술 전의 진찰과 검사 상황, 사고 전과 후의 변화 등을 확실하게 기록한다. 이것은 누군가와 상담할 때 자료가 될 뿐만 아니라, 자신의 생각을 정리하는 데 도움이 된다.

만일 본인이 이에 대응할 수 없다면, 가족이나 지인이 대신할 필요가 있다. 다시 한번 말하지만, 그런 만일의 사태에 대비해 사전에 진료기록을 복사해두는 것을 잊지 않도록 한다.

도저히 납득할 수 없는 경우, 변호사에게 상담하는 방법도 있다. 각지의 변호사회에서는 '의료사고상담창구'를 마련해 놓은 곳이 많기 때문에, 가까운 변호사회에 상담을 요청하도록 한다.

"의료사고에 정통한 변호사를 소개해주세요." 하고 의뢰하면 된다. 변호사와 상담한다면 '재판'을 떠올리기 쉽지만, 반드시 그런 것은 아니다. 변호사는 먼저 당신의 사정을 듣고, 재판으로 끌고 갈지 어떨지를 상담해줄 것이다.

그리고 소송을 하기로 결정한 경우에는 개인으로 움직이는 것이 아니라, 변호사를 통해 차트와 진료기록 공개를 요구할 것이다. 변호사가 소송 절차를 거쳐 공개를 청구하면, 병원 측은 고칠 여유도 없이 자료를 내주어야 한다.

단, 재판에는 긴 시간과 고액의 비용이 필요하다. 재판을 하는 이유가 무엇인지, 병원에 무엇을 요구하고 싶은지, 분명한 방침을 갖지 않으면 반드시 좌절하고 말 것이다. 그 때문에 변호사는 당신의 의견을 듣고 방침을 세워간다.

그러므로 자신이 원하는 것이 무엇인지 정리해둘 필요가 있다. '병원 측의 사죄'를 원하는지, '사회적인 정의'의 입장에서 규탄하고 싶은 것인지, '경제적인 손실'을 입어 그에 대한 보상을 요구하고 싶은 것인지…….

목적이 무엇이든 상관없다. 경제적 보상이라고 해도 비굴해질 것은 없다. 단 변호사에게는 그 취지를 분명히 전해야 한다. 함께 싸워줄 변호사에게 숨김없이 본심을 보여주지 않으면, 재판 도중에 불협화음이 생길 수 있다는 점을 명심하도록 한다.

특실의 비싼 요금에
어떻게 대처할 것인가

"일반병실이 비어 있는 곳이 없는데 특실도 괜찮겠습니까?"

긴급하게 입원해야 하는 경우 이런 말을 들을 때가 있다.

특실의 요금은 병원마다 다르겠지만, 일반병실의 몇배가 넘는다. 처음에는 어쩔 수 없다고 해도, 증상이 호전되면 일반병실로 옮기는 경우가 많다.

하지만 특실에서 일반병실로 옮기는 것이 쉽지 않은 병원도 있다.

"일반병실로 옮기고 싶다고 말했는데, 빈 병실이 없다고 해서 결국 입원비만 엄청 뜯겼어요."

하고 불평하는 사례가 종종 있다. 물론 병원 측은 한정된 병상 수만 운영하기 때문에 융통성을 발휘하지 못하는 경우가 있을 것이다. 그렇다고 해서 물러나서는 안 된다.

관계 당국의 지침에 따르면 특실에 대해서는,

1. 특실은 환자의 자유로운 선택과 동의에 따른다.
2. 환자 측이 희망한 경우에만 병원 측은 요금을 청구할 수 있다.
3. 응급환자나 수술 후 등, 치료상의 필요에 따라 특실을 사용한 경우에는 요금을 청구할 수 없다.
4. 병원은 특실의 설비와 구조, 요금을 설명하고, 동의서에 환자의 서명을 받는다.
5. 특실의 수와 요금을 접수창구나 대기실에 게시할 것.

이라고 되어 있다. 특실은 '환자의 자유로운 의사'에 의해 선택하는 것이다.

또한 '치료상의 필요'라는 부분에 주목해보자. 이것은 항암제 등을 사용하여 면역력이 떨어져 감염증을 일으킬 가능성이 있는 경우나, 집중 치료가 필요한 경우이다. 즉, 긴급하게 특실에 입원해야 하는 경우라도, 환자가 그것을 희망하지 않으면 요금은 청구할 수 없다는 것이다. 병원 측은 증상을 관찰하고, 일반병실이 비어 있으면 즉시 옮기도록 해야 한다.

특실 요금이 부담스럽다면, 일반병실로 옮겨주도록 거듭 병원에 요구해본다. 그래도 요구를 들어주지 않을 때는, 각 지역의 사회보험사무국에 상담을 요청해본다.

그런데 입원이나 수술을 결정할 때 '의사에 대한 사례'를 신경 쓰는 사람이 있다. 이것은 조금이라도 정중히 대하려는 마음에서 오는 것인데, '적어도 나만은 특별히 배려해주겠지' 하는 개인적 사고방식의 표출이라고 생각한다.

하지만 분명히 말해서 그것은 잘못된 생각이다. 지금의 의료체제에서는 성의를 표했다고 해서 입원이나 수술시 특별히 편의를 봐주는 일은 없다. 의사들도 프로이기 때문에 의료에 최선을 다하는 것은 당연한 일이며, 금품을 받았다고 해서 '필요 이상'의 의료 서비스를 제공하지도 않고, 성의표시가 없었다고 해서 치료를 소홀히 하는 일도 없다. 오히려 그런 행동을 귀찮아할지도 모른다.

국립병원의 경우는 의사가 금품을 받으면 형법인 '수뢰죄'에 해당하여 처벌을 받는다. 사립병원에서도 개인이 금품을 받는 일을 엄격히 금지하고 있다. 병원 내부 벽에 '개인적인 사례는 절대 사절입니다'라고 써 붙인 곳도 많다. 이것은 형식적인 것이 아니라 병원 측의 본심이라고 생각해야 한다. 환자 측도 사례를 하는 나쁜 습관에서 벗어나, 의사와 대등한 위치에 서겠다는 의식의 전환이 필요하다.

친절하게 대해준 의사나 간호사들에게 어떻게든 사례를 표하고 싶다면, 손수 만든 추억할 만한 물건이나, 함께 나누어 먹을 수 있는 과자류 등을 선물하면 좋을 것이다.

병원에 따라서는 이조차도 정중히 거절하는 곳이 있다. 그런 경우는 카드나 편지로 감사의 마음을 전하면 된다. 의사 입장에서는 '감사했습니다'라는 말을 들을 때가 '의사로서 뿌듯함'을 느끼는 순간이다.

선택진료(특진)에 대해
잘 알아둔다

"앞으로의 치료는 특진에 해당합니다."

일반 진료는 물론 입원하는 경우에도 건강보험이 적용된다. 병실비, 진료비, 식사비에는 건강보험이 적용된다.

또한 '기준간호'라고 해서 병상 수에 맞춰 간호사의 수가 정해지고 있는데, 그 테두리 내의 병원이라면 간호사의 비용도 보험이 지불한다.

즉 일반병실에 입원하고(특실을 사용하지 않음), 보험 대상이 아닌 '고도선진의료'나 '특진'을 받지 않는 한, 입원비·의료비가 많이 나올 일은 없다.

그런데 가끔 특진이라고 해서 보험 대상에서 제외되는 경우가 있다. 특실 요금이나 초진 요금, 진단서 같은 문서작성료 등이

주요 내용인데, 병원에 따라서는 '예약진료비'나 '시간외진료
비' 등의 명목으로 특진비가 발생하는 경우가 있다. 병원에서 받
는 영수증에 '자비' 혹은 '특정진료비'라고 쓰여 있는 경우에는
'바로 이것이구나' 하고 짐작하면 된다.

그렇다면 선택진료비에는 주로 어떤 명목이 있을까.

특실 요금

4인~6인이 같이 사용하는 일반병실 이외에는 특실 요금이 적
용되는 것이 보통이다. 요금은 병원에 따라 천차만별이다. 하루
5천 엔 하는 곳도 있고, 5만 엔 이상 하는 곳도 있다. 이것은 생
명보험의 입원특약 대상에서도 제외된다.

고도선진의료비

지금 연구중이거나 개발중인 최신 치료법을 말한다. 주로 대
학병원이나 특정기능병원에서 청구된다. 예를 들어 현재 암에
걸렸는데, 후생노동성이 허가하지 않는 항암제를 투여하면 효과
가 높다고 예상되는 경우. 혹은 심각한 심장병으로 최신 치료법
이 효과적이라고 판단되는 경우. 이런 때 의사는 "선택진료에
해당됩니다" 하고 미리 양해를 구하며 의향을 타진할 것이다.

그때는 어떻게 해야 할까. 참으로 난감한 순간이다. 고도선진
의료를 받으면 그 부분의 비용뿐 아니라, 입원비와 기타 치료비,

검사비 등도 건강보험의 적용 대상에서 제외되기 때문에, 모든 의료비가 전액 자비 부담이 된다.

'하나밖에 없는 생명, 돈이 문제가 아니다'라고 생각해 단호히 결정을 내리면 괜찮지만, 전혀 내키지 않는 경우도 있다.

그러므로 의사에게 그 병원은 '특정승인보험의료기관'이 아닌지를 물어본다. 이것은 후생노동성이 인정한 분야의 고도선진의료에 대해 인가를 받고 있는 곳을 가리킨다.

특정승인보험의료기관에서는 고도선진의료 부분만은 자기 부담이지만, 그외 일반 입원비, 진료비에는 보험이 적용된다. 의료비가 훨씬 저렴해진다.

의사가 명확히 대답해주지 않는 경우에는 각 지역의 사회보험사무소에 문의해본다. 인터넷으로 알아볼 수도 있다. '특정승인보험의료기관'으로 검색하면 된다.

초진요금의 추가비
대학병원처럼 소견서가 없으면 진찰해주지 않는 병원이라도, 이 비용을 지불하면 진료해주는 경우가 있다. 비용은 병원마다 다르다.

재진시의 '특정요양비'
종합병원이 다른 병원을 소개했는데도 불구하고, 계속 통원

치료를 받는 환자에게 청구한다. 실제로 징수하는 곳도 있고, 적용하지 않는 병원도 있다.

진단서 작성비

회사나 학교에 제출하여 질병을 증명하기 위한 진단서를 받는 데 필요한 비용이다.

긴급 상황 이외의 진료시간외 요금(시간외 진료)

긴급 상황 이외에 진료를 받고 싶은 경우, 초진요금과 기본 진찰비에 가산된다.

교통사고 등의 의료비

교통사고를 당한 경우에는 원래 건강보험이 효력이 없다. 보통 피해자가 건강보험을 이용해 진찰을 받고, 가해자 측은 자동차보험을 이용해 정산하는 경우가 대부분이다. 이 경우는 보험자(국민건강보험)의 승낙과 '사고보고서' '상병(傷病)신고서' '진단서'가 필요하다.

또한 업무상의 피해로 진찰을 받거나 입원을 한 경우에도 일단 건강보험을 이용하고, 나중에 산재보험에서 보상을 받는다.

의료비는 어떻게 산정되나

　　환자가 지불하는 의료비는 어떻게 산정되는 것일까. 보험을 취급하는 진료기관, 즉 보험제도에 등록되어 있는 병원에서는 '진료보수점수표'를 기준으로 보험 점수를 계산한다. 이것은 건강보험법에 근거하여 정한 것으로, 초진비, 재진비, 입원비 등의 '기본진료비'와, 검사비, 처치비, 수술비 등의 '특별진료비'로 나뉘어져 있다.

　'맹장수술은 O점' 하는 식으로 각 항목에 대해서 세세하게 점수가 정해져 있다. 의료비는 그 점수 1점을 얼마, 하는 식으로 계산하고, 환자는 전체를 합산한 금액에서 자기부담분을 병원의 수납창구에서 지불한다. 나머지는 국민건강보험 등 보험자가 지불하는 시스템이다.

여기까지는 한번쯤 병원을 찾은 적이 있는 사람이라면 다 알고 있으리라 생각한다. 하지만 그런 사람이라도 병원으로부터 받은 영수증을 자세히 체크하는 경우는 드물다.

병원에서 발급한 영수증에는 진찰비, 검사비, 투약비 등의 명세가 기록되어 있고, 각각의 소계와 합계액, 그리고 환자부담률이 적혀 있다. 작은 병원과 의원에서도 마찬가지다.

병원에서는 반드시 명세서를 발급할 의무가 있다. 컴퓨터가 보편화된 지금은 '그런 시스템이 마련되어 있지 않다'고 발뺌하는 병원이 거의 없지만, 만일 자신이 방문한 병원이 그렇다면 즉시 다른 곳으로 바꾸는 것이 현명할지도 모른다. 문제는 환자를 어떻게 대하느냐에 있으며, 그것에 따라 병원의 자세를 가늠할 수 있다.

영수증을 받으면 진료와 검사, 투약 항목을 체크한다. 가끔 받지도 않은 진료항목이 적혀 있는 경우도 있다. 고의가 아니라 단순한 입력 실수인 경우가 대부분이지만, 꼼꼼히 따져봐서 나쁠 것은 없다.

또한 선택진료 항목에 대해서는 별도로 기재되는 경우가 많고, 가끔 세세하게 적혀 있지 않을 때도 있다. 선택진료비가 높게 책정되었다고 느낀다면 창구에서 자세한 내용을 문의하길 바란다. 중소 병원이나 의원의 경우도 마찬가지다.

어찌되었든 병원의 의료비에 의문이 생긴 경우는 수납창구에

서 확인한다. 이것이 철칙이다. 그래도 의혹이 풀리지 않는 경우
에는 '의료비청구서'로 확인하는 방법이 있다. 의료비청구서란,
병원 등의 의료기관에서 관청이나 건강보험공단에 보내는 청구
서를 말한다.

의료비청구서에는 개인이 어느 의료기관에서 어떤 진료를 받
았는지, 그 명세가 월별로 정리되어 있어, 개인과 보험자(그 개
인이 가입한 보험)가 병원에 지불한 항목의 명세를 일목요연하게
알 수 있다.

가끔 의료비의 부정 청구가 문제가 되곤 한다. 병원이 하지도
않은 진료를 꾸며내 부정하게 요금을 청구하는 것이다. 간간이
보도되는 것은 빙산의 일각에 불과하며, 그렇게 간단하게 부정
의 온상이 없어지지는 않을 것이라고 생각한다.

이런 부정을 없애는 가장 중요한 방법은 환자 개개인이 자신
의 의료비에 민감하게 대응하는 것이다. 전국민이 보험의 혜택
을 받고 있다고 할 만큼 환자 대부분은 보험의 혜택을 입고 있
다. 보험제도는 훌륭한 시스템이지만, 반면 당사자 의식이 희박
해진다는 폐해도 낳고 있다. 대부분의 환자는 자신의 주머니에
서 직접 나가는 의료비에는 민감하지만, 보험으로 지불되는 부
분에 대해서는 무관심하다. 이런 풍조가 의료의 부정 청구를 낳
고 의료재정을 축내게 되는 것이다.

의료비청구서의 내역을 환자 본인에게 확인받겠다는 목적에

서 보험공단에서 정기적으로 내역서를 발송하는 경우도 있다. 그렇지 않을 때는 의료비청구서 내역을 받아보겠다고 보험공단에 신청하면 된다.

의료비청구서를 받게 되면 병명, 진료일수, 검사 · 치료의 세부 항목 등을 체크한다. 실제로 병원에 다닌 일수, 입원한 일수가 맞는지 확인함과 동시에, 검사와 치료가 실제와 일치하는지 체크한다.

또한 의료비청구서를 공개하는 경우에는 보험공단에서 담당 의사에게 연락하는 것이 보통이다. 이것은 암처럼 환자가 병명을 듣고 충격을 받을 만한 경우, 환자 본인에게 그 내용을 전달했는지 확인하기 위해서이다. 납득진료가 잘 이루어졌다면 문제없겠지만, 가끔 병명을 고지하지 않은 경우도 있다. 의료비청구서 공개는 결과적으로 병명이 공개되기 때문에, 보험자는 본인에게 그 사항을 알려도 되는지 확인할 필요가 있다.

이 의료비청구서가 공개된다는 사실에 대해 불쾌감을 가지는 의사도 있을 것이다. 그렇지만 신경 쓸 것은 없다. 그런 일로 의사의 진료 태도가 변하거나 관계가 험악해진다면 오래 교류할 수 없기 때문이다.

병원에 가기 전에
체크해보는 자가진단

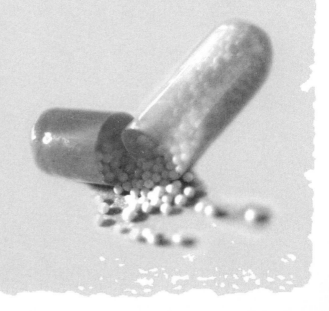

이런 증상일 때
어떤 진료과에 가야 할까

몸에 이상이 발생하면 우리의 몸은 경보를 울린다. 이것이 '증상'이다. 그런데 인간의 몸은 참으로 복잡하여, 그 증상이 어느 부위가, 어느 정도 이상이 있나 하는 것을 정확하게 나타내주는 것은 아니다. 예를 들어 현기증이나 몸의 냉기 같은 강한 자각증상을 느끼는 경우라도, 몸에 변화가 나타난 것만으로 큰 병이라고 할 수 없는 경우가 있다.

반대로 증상은 대단하지 않지만 몸에 중대한 이상이 발생하는 경우도 있다. 가벼운 두통이 간간이 이어졌어도 별로 신경 쓰지 않았는데, 이것이 뇌가 손상을 일으키고 있다는 신호인 경우가 있다. 복통이나 등의 통증이 협심증과 심근경색의 신호가 되기도 한다.

손발이 다치면 외과, 눈이 아프면 안과를 찾는 등, 증상에 따라 어느 진료과를 선택하면 좋을지 금방 판단할 수 있지만, 가끔 그 판단이 어려운 경우도 있다.

그래서 자주 나타나는 증상과 진찰받아야 할 진료과를 소개한다.

열이 난다

발열만을 생각할 것이 아니라, 동시에 다음 증상이 나타나지 않는지 살핀다.

- 재채기, 콧물, 코막힘 → 감기를 의심 → 내과
- 목이 아프다, 기침, 가래가 나온다 → 급성인후염, 급성편도염, 급성기관지염을 의심 → **내과, 이비인후과**
- 귀가 아프다 → 급성 중이염을 의심 → **내과, 이비인후과**
- 가슴이 아프다 → 흉막염, 협심증, 늑막염을 의심 → **내과, 호흡기과**
- 배가 아프고 설사를 한다 → 급성장염, 충수염(맹장), 식중독을 의심 → **내과**

두통 ①

두통 증상과 함께 다음의 어떤 증상이 나타나는지가 판단 기준이 된다.

172

- 열은 있지만 다른 증상은 없다 ➡ 대개 감기라고 생각할 수 있다 ➡ **내과**
- 발열, 구토, 경련, 현기증 등 몇 가지 증상이 동시에 나타난다 ➡ 수막염, 뇌경색, 뇌혈전 등 뇌에 병이 생겼을 가능성이 있다 ➡ **신경내과, 뇌신경외과**
- 평소에 눈이 피로하다 ➡ 시력 저하와 심한 눈의 피로가 원인인 경우도 ➡ **안과**
- 축농증이 있다 ➡ 부비강염에 의한 두통을 의심 ➡ **이비인후과**

두통 ②

두통이 생기는 시간대, 두통이 지속되는 시간, 그리고 두통에 따르는 증상(손발 저림, 의식장애 등)도 중요한 판단 기준이 된다.
- 급작스럽고 강한 두통 ➡ 손발이 저리고 의식장애가 일어난다 ➡ 지주막하출혈, 뇌출혈, 뇌경색을 의심 ➡ **신경내과, 뇌신경외과**
- 가끔 반복되는 두통 ➡ 고열이 생기고 관자놀이의 동맥이 빨갛게 붓는다 ➡ 측두동맥염을 의심 ➡ **신경내과, 뇌신경외과**

가슴이 아프다

이것도 다음 증상이 없는지 관찰한다.
- 기침, 가래, 특히 혈담이 있다 ➡ 폐암일 가능성도 ➡ **내과,**

암 전문병원

- 갑자기 가슴이 조여온다 ➡ 협심증, 심근경색, 대동맥류 등 폐, 심장, 혈관의 병을 의심 ➡ **내과, 순환기과**
- 기침이나 재채기, 심호흡할 때 가슴이 아프다 ➡ 자연 기흉 (늑망강 내에 공기가 차서 생김)을 생각할 수 있지만, 드물게 늑골 골절인 경우도 있다 ➡ **내과**, 골절이 의심되는 경우에는 **정형외과**

복통

복부의 내장이 관계된 병이라고 생각할 수 있으며, 위궤양, 대장염, 장폐색 등이 의심되지만, 위장결석이나 충수염의 초기 증상인 경우도 있다. **내과** 또는 **소화기과로.**

등의 통증

- 발열과 구토, 기침, 가래 등의 증상이 있다 ➡ 폐렴, 협심증, 심근경색 등 내장의 병을 의심 ➡ **내과, 순환기과**
- 위와 같은 증상이 없다 ➡ 근육통이나 추간판 탈출증(일명 디스크) 등 근육, 척추에 관련될 가능성 ➡ **외과, 정형외과**

요통

- 동시에 배도 아프다 ➡ 내장 관련 의심. 갑자기 요통이 일어

난 경우는 담석, 신장결석, 요관결석, 급성 신우신염을 의심 →내과, 소화기과

• 다른 증상이 없다 → 근육통이나 추간판 탈출증 등 근육, 척추, 요추에 관련 → 외과, 정형외과

숨이 차다

• 움직이면 고통스럽다 → 만성기관지염, 폐기종을 의심 →내과, 호흡기과

• 숨쉬기가 힘들어 호흡곤란을 일으킨다 → 기관지 천식일 가능성이 크다 →내과, 호흡기과

• 이런 증상에는 강한 스트레스에서 오는 과환기 증후군도 있다 →내과, 신경정신과

• 늘 숨쉬기가 힘들다→협심증, 심근경색, 폐경색을 의심 → 내과, 호흡기과

현기증

• 손발에 마비 증상이 있다, 혀가 잘 돌아가지 않는다, 일어서면 현기증이 난다 → 뇌종양, 뇌졸중(중풍)을 의심 → 신경내과, 뇌신경외과

• 이명, 난청이 있다 → 메니에르 병, 속귀(內耳)의 병을 의심 →이비인후과

- 심장이 두근두근 떨린다, 맥박이 뛴다 → 부정맥을 의심 →
  신경내과, 순환기과

구토

- 설사와 복통이 있다 → 급성 위장염 등 내장계 질환을 의심
  → **내과, 소화기과**
- 두통, 손발 마비, 언어장애가 있다 → 뇌 질환일 가능성이
  크다 → **신경내과, 뇌신경외과**
- 현기증, 난청, 이명이 있다 → 우선 메니에르 병, 속귀의 병
  을 의심한다 → **이비인후과**

심한 변비, 설사

대개의 경우 급성 장염 등 내장계 질환을 생각할 수 있지만,
원인은 다양하다 → 우선 **내과로**

'심각한가'와
'심각하지 않은가'의 구분

급한 경우에 가장 많이 나타나는 증상들을 나열했는데, 대부분의 질환에 '내과' 또는 '신경내과' 항목이 들어있다.

그렇다, 어디로 가면 좋을지 알 수 없는 경우, 우선 내과로 향하는 것이 다급할 때의 철칙이다. 내과는 내장의 질환을 다루는 진료과이기 때문에, 인간의 기본적인 병을 섭렵하고 있으며, 전문을 요하는 경우에 적절한 진료과를 소개받을 수 있다. 즉 "모든 병을 종합 접수한다"고 해도 좋을 것이다.

단, 앞의 예는 '혹시라도 이런 병을 의심할 수 있다'는 증례일 뿐, 증상이 일치한다고 해서 반드시 심각한 상태에 놓인 것은 아니다. 일반 상식만으로 섣불리 판단하는 것은 위험하므로 참

고사항 정도로 여기면 좋을 것이다.

그보다 환자가 갖춰야 할 중요한 소양은, 증상이 나타났을 때 그것이 심각한지, 심각하지 않은지를 판단하는 것이다.

물론 이 또한 '심각하지 않다'고 섣불리 판단하는 것은 위험한 일이다. 증상에 따라서는 심각하지 않다고 가볍게 넘겼다가 증상이 점점 악화되는 경우도 있기 때문에, 조금이라도 심각하다고 생각되면 의사를 찾아가는 것이 좋다.

진단 결과가 가벼운 증상이라면 안심할 수 있고, 만에 하나 심각한 병에 걸렸다 해도 조기에 발견할 가능성이 높다. 어찌 되었든 나쁠 것은 없다. '이만한 증상을 가지고 병원을 찾아가도 괜찮을까' 하고 의사의 입장을 신경 쓸 필요는 없다. 의료는 서비스업이다.

하지만 그것도 정도 문제이다. 병원에 갈 필요가 없는지 가야하는지를 판단하는 기준으로서 '심각하다' '상태를 두고 본다'에 관해 설명해보겠다.

이런 증상이 나타났을 때 '심각하다'라고 본다
① 시간이 지날수록 점차 증상이 심해지는 경우.
② 손발의 붓기나 경련, 의식의 혼미 등 여태까지 없던 증상이 나타났을 때. 이외에도 새로운 증상이 나타나거나, 상태가 나빠지는 것이 확실한 경우.

③ 발열이나 두통, 복통 등의 증상일 때도 분명히 심해진다고 느끼는 경우.

④ 식욕이 없고, 전혀 먹고 싶은 생각이 안 든다. 먹어도 곧 토해버리는 경우.

⑤ 갈수록 다양한 증상이 나타나고, 부위가 점차 넓어지는 경우.

⑥ 본인이 자각증상을 호소할 뿐 아니라, 맥박이 고르지 않고 심장 박동이 불규칙하고, 환부 및 전신의 붓기, 냉기 등이 느껴지는 경우.

⑦ 심장병이나 당뇨병, 신장관련 병 등 만성 내장질환을 가진 사람은, 증상이 가벼운 경우라도 합병증을 일으킬 가능성이 높기 때문에, 곧바로 의사에게 진찰을 받도록 한다.

잠시 상태를 두고 보아도 좋은 경우

① 시간이 지날수록 서서히 증상이 좋아지는 경우.

② 식욕이 떨어지지 않고, 수면에도 지장이 없는 경우.

③ 안색에 붉은 기가 돌아, 혈색이 그다지 나쁘지 않은 경우.

④ 시판하는 약을 복용하고 증상이 좋아진 경우. 단, 이것은 증상을 일시적으로 완화시키는 효과만 있을 뿐, 잠시 상태를 보고 증상이 다시 나타나면 의사를 찾아갈 것.

응급상황의 대처법

구급차는 연락을 받으면 어디든지 출동한다. 자신이든 다른 사람이든 급박한 상황에 처했을 때는 구급차를 불러 병원으로 옮기도록 한다.

단, 구급차의 수는 한정이 되어 있기 때문에, 아무 일에나 구급차를 부르는 자세는 생각해볼 일이다. 사소한 일로 구급차를 부르면, 정말 구급차가 필요한 중증 환자는 이용하지 못하는 사례가 빈번하다. 환자와 가족의 입장에서 보면 구급차를 부르는 심정은 이해할 수 있지만, 그 전에 '정말 구급차가 필요한 증상인지'를 잘 판단해 본다.

구급차를 부르는 기준은 다음과 같다.

① 의식이 희미해지고 있을 때. 경련이나 경기를 일으킬 때

② 호흡곤란이 오거나, 호흡이 불안정하고 약해지고 있을 때

③ 심한 두통, 복통, 가슴의 통증 등을 호소할 때

④ 상처가 나서 출혈이 심할 때

이런 경우에는 곧바로 구급차를 부르도록 한다. 그때에는 목적지(환자 또는 다친 사람이 있는 장소)를 분명히 말하는 것은 물론, 동시에 '현재의 증상이 어떤지'를 정확히 전달해야 한다. 전화를 받은 직원이 '어떤 상태인가'를 질문할 때 위의 ①~④의 증상이 있는지, 환자는 어떤 상태인지를 차분히 전달한다.

구급차에는 응급처치를 할 수 있는 구급대원이 타고 있다. 차 안에서 응급처치를 하면서, 치료 가능한 병원이나 클리닉으로 운송한다.

하지만 행선지(치료해줄 병원)가 정해져 있다면 문제없지만, 다급한 상황임에도 불구하고 어디로 가야 할지 알 수 없는 경우가 많다.

그러므로 평소에 주치의와 자주 상담하여, 위급할 때 어디로 가면 좋은지 정해둘 필요가 있다. 내과, 외과로 나누어, 가깝고 이용하기 쉬운 병원과, 검사를 제대로 할 필요가 있는 경우를 고려해 종합병원을 물색해둔다.

행선지를 알려주면 구급요원이 병원 측과 연락을 취해 '접수

확인'을 해주지만, 그 병의 전문의가 부재중이거나, 병상이 꽉 찼다는 이유로 접수를 거부하는 경우도 있기 때문에, 2차로 어디로 갈지 후보를 정해두는 것이 좋다.

도저히 받아줄 병원이 없는 경우에는 주치의와 상의한다. 주치의에게 현재 있는 장소를 말하고, 가까운 의료기관을 찾아달라고 한다. 경우에 따라서는 주치의가 직접 그 병원에 연락을 취해 환자를 소개하는 방법도 생각할 수 있다.

병원에서는
어떤 검사가 이루어지는가

병원에서는 '검사가 필요'하다고 판단되는 경우가 있다. 명확한 발병 원인을 찾기 위해 검사가 필요하다.

의사는 증상을 보고 대략적인 방향을 정해, 목적에 맞는 검사를 한다. 자세하게 조사할 필요가 있으면 정밀검사를 한다.

정밀검사의 개요와 목적은 뒤에 설명하겠지만, 정밀검사 가운데 '동의서에 서명이 필요'한 검사는, 그로 인해 몸에 뭔가 위험이 따를 가능성이 있다는 의미이다.

예를 들면 엑스선 촬영이나 CT 촬영에는 방사선이 사용되는데, 짧은 기간에 몇 차례씩 방사선을 쏘이면 암을 유발할 위험성이 지적되고 있다. 6개월 이내에 다른 진료기관에서 같은 검사를 받는 경우, 반드시 그 사실을 알리도록 한다. 그런 경우 이

전의 검사 결과를 입수할 수 있으면 다행이지만, 불가능할 때는 그 당시의 진단 결과를 의사에게 알려준다. 이는 지금의 의사가 증상을 판단하는데 큰 도움이 된다.

의사는 '최신 정보를 얻고 싶다'는 생각에서 다시 한번 같은 검사를 하기도 하지만, 환자를 배려해서 방사선 양을 최저한으로 줄일 수도 있다.

그렇다면 병을 진단하기 위해 행하는 검사에는 어떤 것이 있는지, 대표적인 것을 알아본다.

CT촬영, PET, MRI

CT(컴퓨터단층촬영장치)를 사용한 검사 방법. 컴퓨터를 이용한 엑스선 검사장치(엑스선 CT) 외에, 체내에 방사성 물질을 주입하여 그 물질이 발하는 감마선을 검출하는 PET가 있다.

핵자기공명(NMR)이라는 물리현상을 응용하여 인체의 내부를 찍는 MRI(자기공명영상장치)도 CT촬영의 일종이라고 생각하면 된다.

인체를 단층으로 조각낸 것처럼 볼 수 있기 때문에, 두개골 내부나 내장의 이상을 진단할 수 있다. 현재는 주로 뇌출혈 같은 뇌의 이상 및 암, 악성종양의 발견 및 진단에 사용된다.

CT촬영은 주로 가로나 세로로 둥글게 자른 영상인데 비해, MRI는 360도 모든 방향에서 촬영이 가능하기 때문에, 늑골이나 척추, 내장의 가려진 부분 등, CT촬영에서는 찍히지 않는 영상도 얻을 수 있다. 아직은 고가의 장비라서 중소병원에는 설치하지 않은 곳도 있다.

엑스선 검사

엑스선 검사에는 '직접촬영'과 '간접촬영' 두 가지가 있으며, 전자는 엑스선을 환부에 투과시켜 그것을 직접 감광시키는 방식이다. 후자는 투과시킨 엑스선을 카메라로 간접적으로 촬영하는 방식이다.

엑스선 검사는 주로 흉부 질환을 진단하는데 이용되고 있으며, 폐결핵, 폐암, 폐기종 등의 발견에 위력을 발휘한다.

혈관조영법 검사

일반적인 엑스선 검사에서도 조영제를 주입하는 경우가 있다. 조영제란 엑스선을 통과시키지 않는 약제로서, 이것을 이용하면 엑스선을 통과시키는 부분과 통과시키지 않는 부분이 그림자를 형성해, 검사하고 싶은 부위의 형상, 위치, 구조 등을 판단할 수 있다.

혈관조영법 검사는 이것을 발전시킨 것으로, 혈관이나 림프관 속에 조영제를 주입하여 환부를 더욱 선명하게 찍을 수 있고, 복잡한 혈관이 뒤엉켜 있는 뇌와 심장의 내부, 전신의 혈관과

림프관 자체의 이상을 검사할 때 사용한다.

최첨단 설비라고 할 수 있는 'CR(컴퓨터 방사선촬영법)'도 혈관조영법 검사의 일종으로, 엑스선으로 촬영한 화상정보를 컴퓨터에서 수치로 전환하여 정확한 정보를 얻으려는 것이다.

엑스선 진단은 검사 때에 쏘는 방사선의 양이 문제가 되지만, 엑스선 촬영의 화상을 컴퓨터로 관리하는 CR을 이용하면, 방사선을 쪼이는 양을 극단적으로 줄여도 선명한 화상을 얻을 수 있다.

특히 가느다란 혈관이나 뼈에 가려진 부위를 엑스선으로 촬영하려면 대량의 방사선이 필요하여 인체에 좋지 않은 영향을 줄 수 있지만, CR을 이용하면 소량으로도 보다 선명한 화상을 얻을 수 있다.

또한 자주 들어본 '심장 카테터 검사'도 조영법 검사의 일종이라고 생각하면 된다. 이것은 손이나 발의 동맥과 정맥에 가늘고 긴 플라스틱 관(카테터)을 삽입하여, 혈관을 따라 그 관이 심장 속에 들어가 혈액을 채취하기도 하고, 심장 내의 압력을 측정하기도 한다. 카테터를 통해 조영제를 주입하고, 엑스선 연속 촬영으로 심장 내부의 모습을 볼 수도 있다.

맘모그래피(유방 엑스선 촬영 장치)

이것도 엑스선 검사의 일종으로, 유방암의 발견과 진단에 이용된다. 유방 같은 부드러운 조직을 진단하는 경우, 일반 엑스 선으로는 선명한 화상을 얻기 힘들지만, '연엑스선(soft X-ray)' 을 유방 속에 투과시키는 맘모그래피를 사용하면, 음영이 뚜렷 하여 선명한 화상을 볼 수 있다. 보통 유방을 상하좌우로 압박하 여, 네 방향에서 사진을 촬영한다.

심전도(심전계)

정기 검진을 받은 경험이 있는 사람이라면 이미 잘 알 것이다. 심장에는 미약한 전류를 내보내는 부위가 있는데, 이 변화를 그 래프로 나타내어 심장의 움직임과 이상을 진단한다. 심장 같은 순환기뿐만 아니라 그 외 기관의 이상 진단에도 도움이 되는 기 본적인 검사이다.

'홀터 심전계'라고 해서, 카세트레코더와 같은 크기의 휴대용 심전계도 있다. 이것은 심장의 상태를 파악할 필요가 있는 경우 에 몸에 장착한다.

뇌파검사

뇌전도라고도 한다. 심장과 마찬가지로 뇌도 미약한 전파를 내보낸다. 이 변화를 그래프로 나타내 뇌의 상태를 진단하는 장 치이다. 머리를 강하게 내리치거나 해서 뇌에 이변이 생기면 뇌 파에 이상이 나타난다. 간질, 뇌종양, 뇌 혈관장애 등, 뇌질환을 조사할 때는 뇌전도를 이용한다.

혈액검사

각종 검사의 기본이 되는 것으로, 혈액의 성분을 조사하여 몸의 이상을 발견한다. 채취한 혈액을 그대로 검사하는 방법과, 적혈구, 백혈구, 혈소판 등으로 분리하고 나서 검사하는 방법이 있다. 또한 암이 발생하면 몸의 면역 반응에 따라 혈액 속에 항체 또는 항원의 일종인 '종양 메이커'라는 물질이 생기는데, 이 물질의 양이나 증감을 측정하여 암의 상태를 판단하는 검사 방법도 있다.

소변검사

이것도 기본 중의 기본 검사이다. 몸에 이상이 발생하면 소변에 이상물질이 섞여 나오는데, 건강할 때는 생각할 수 없는 수치를 보이는 경우가 있다. 소변의 색깔, 양, 물질의 비중을 조사하여, 질환 정도를 판단하는 검사이다.

세균검사

감염증 등, 세균이 주 원인이 되어 일어나는 병인 경우에는, 혈액과 소변, 대변 등을 채취하여 현미경으로 관찰한다. 채취한 세균을 배양하여 세균의 종류를 밝혀내는 경우도 있다.

폐기능검사(스피로메타)

폐의 호흡기능의 상태를 진단한다. 코를 틀어막고 마우스피스를 사용해 호흡하여 폐활량과 1초간 호흡량 등을 검사한다.

천식, 폐기종, 기관지염 등의 질환을 진단하는데 적용되지만, 외과수술이 필요한 경우는 폐의 호흡기능이 일정 정도 유지되지 않으면 위험하기 때문에, 사전에 폐기능을 검사해 수술에 견딜 수 있는지 검사한다.

세포진 검사(조직검사)

인간의 세포는 이상이 생기면, 그 병에 특유의 변화를 나타낸다. 세포진 검사는 이상이 있는 부위의 세포를 내시경 등으로 벗겨내어, 현미경 등을 이용해 관찰하는 방법으로, 그 조직을 검사 · 분석하고, 병변의 상태를 파악하기 위한 것이다(암을 판명하는데 사용하기도 한다).

또한 직접 벗겨내는 것 외에, 배설물 속에서 조직을 추출하는 방법도 있다. 자궁암을 검진하는 경우에는 질에서 배출되는 물질을 검사하고, 폐암 검진에서는 가래를 검사한다.

적외선 체열 진단

TV에서 인간의 몸에서 나오는 열의 분포도를 본 적이 있을 것이다. 인간의 몸은 끊임없이 표면(피부)에서 열을 방출하는데,

이상이 생기면 평소보다 열의 방출량이 많아지거나 적어진다. 체열 검사는 방출되는 열을 감지하고, 온도의 분포를 통해 이상 부분을 판단하는 검사방법이다. 조직이나 근육의 염증, 혈관수축(혈액순환의 이상) 외에, 악성종양을 발견하는 데도 이용한다.

초음파검사(에코 검사)

임산부의 뱃속에 있는 태아의 모습을 진단할 때에 사용되는 것으로 생각하는 사람이 많겠지만, 이뿐만 아니라 암의 발견, 담석이나 신장결석 등의 진단에도 사용된다. 몸에 초음파를 발사하여, 반사되어 돌아오는 파동을 화상으로 전환해 이상을 진단하는 장치이다. 반사되는 파동의 정도의 차이로 이상을 발견할 수 있다. 초음파는 엑스선과 달리 무해하기 때문에, 병약한 사람이나 임산부, 엑스선검사를 계속 받아온 사람에게 적합하다.

이것을 응용한 것으로 '도플러 법'에 의한 진단장치가 있다. 이것은 혈액순환 모습을 진단하는 것으로, 흐르는 혈액이 움직이는 그림처럼 나타나 재빨리 판단할 수 있다. 심장병이나 동맥경화증, 정맥류 등, 순환기계의 질환을 진단할 때 "도플러 장치를 사용하겠습니다"라고 말하는 경우가 있다.

RI 검사(신티그래피)

암이 전이됐는지 여부의 진단에 많이 사용된다. RI란 '방사성 동위원소'를 말한다. RI를 마시거나 주사하는 형태로 체내에 주입하면, 질환이 있는 부위에 RI가 모여든다. 그 RI는 방사선을 방출하는데, 그 분포 상태를 측정하여 화상 표시하면, 심장, 폐, 간장, 신장 등의 이상을 진단할 수 있다.

사실 RI에는 여러 종류가 있는데, 종류에 따라 암 전이를 진단할 수도 있다. 암에 관심이 있다면 '골 신티'라는 말을 들어본 적이 있을 텐데, 이것은 암이 뼈로 전이하지 않았는지 신티그래피(방사성동위원소를 이용한 X선 검사)로 검사하는 것이다. 뼈에 관련한 골 신티, 악성종양 전체를 검사하는 종양 신티, 신장의 상태를 검사하는 레노그램 등이 있다. 앞서 말한 PET도 신티그래피를 사용한 CT 검사이다.

내시경 검사

암이나 폴립(용종)의 조기 발견과 치료에 도움이 된다. 위 내시경도 그 일종이다. 입이나 항문을 통해 카메라가 부착된 가느다란 관(파이버 스코프)을 삽입하여 체내의 모습을 직접 관찰하는 것으로, 확대하여 볼 수도 있기 때문에 엑스선 검사보다 미묘한 변화를 관찰하는 것이 가능하다. 항문을 통해 삽입하는 '대장 내시경' '직장경', 입으로 삽입하는 '기관지 내시경'이 대표적인데, 그 외에도 복부에 구멍을 내어 삽입하는 '복강경'과

무릎 관절에 삽입하는 '관절경' 등이 있다.

단순히 관찰하는 것뿐만 아니라, 끝에 겸자(집게 모양의 의료기구)나 메스 등을 부착해 TV 카메라를 보면서 조작하여 폴립을 절제하는 방법도 있다.

안저검사, 안압검사

눈의 이상을 관찰하여, 눈 자체만이 아니라 눈에 나타나는 증상을 통해 몸의 이상을 발견하기 위한 검사이다. 망막의 상태를 관찰하는 안저검사와, 눈 내부의 압력을 살펴보는 안압검사가 있다. 중증 당뇨병인 경우에는 시신경 이상의 합병증이 나타나기도 하는데, 이런 증상과 고혈압 등을 발견하는 데 도움이 된다. 눈 자체의 이상을 검사할 때는, 시야검사(시야의 범위를 검사), 시력 기능검사(시력을 측정)가 동시에 이루어지는 경우도 있다.

안전한 수혈을 위해
알아둘 것들

　　　　　수술을 할 때, 다량의 출혈이 있을 수 있다. 수혈은 이처럼 생명을 지키기 위해서는 불가피하다고 판단한 경우에 이루어진다.

　병을 치료하는데 수혈은 큰 역할을 하지만, 반면에 수혈은 '혈액'을 주입하는 것이기 때문에, 일종의 장기이식이라고 생각해도 좋을 것이다. 갖가지 면역반응을 일으키고, 심각한 부작용이 생기는 경우도 있다. 수혈을 가볍게 생각해서는 안 된다.

　특히 최근 들어 수혈로 인한 에이즈나 C형 간염 발생 등, 수혈을 매개로 한 '의료과실'이 큰 문제가 되고 있다. 이런 '불행'을 막기 위해서라도 환자들은 수혈에 관한 최소한의 지식을 가졌으면 하는 바람이다.

이미 알고 있듯이 혈액형에는 ABO형 이외에도 Rh식 등 다양한 형태가 있다. 수혈을 할 때 병원 측은 혈액형의 부적합을 피하기 위해 ABO식과 Rh식을 검사하여 적합성을 따져본다. 또한 수혈한 혈액에서 응집반응이 일어나는지, 즉 자연스럽게 응고하는지 아니면 부자연스럽게 굳어버리는지를 보기 위해 '교착적합시험'을 하거나, '항체 스크리닝'(수혈한 혈액에 대해 항체가 나타나는지 검사)을 하여 안전성을 확인한다.

그런데 그 수혈의 방법에도 여러 가지가 있다.

① 보존혈 수혈

적십자회 같은 혈액센터가 '헌혈' 등을 통해 모은 혈액을 제공하는 방식이다. 수술시 병원 측은 '혈액의 적합성'을 검사하여 안전 여부를 확인하고 나서 사용하기 때문에 일단은 안심해도 좋다고 생각한다. 하지만 어디까지나 '남의 피'이기 때문에, 부작용의 가능성을 완전히 배제할 수는 없다.

보존혈은 현재 '성분수혈'이라고 부르는데, 혈액을 적혈구, 백혈구, 혈소판, 혈장 등의 각 성분으로 나누어, 필요한 성분만을 수혈하는 방법을 취하고 있다.

다시 한번 자세히 설명하면, 혈액센터에서는 모집한 혈액을 각 성분으로 분리한 '혈액제제' 형태로 각 병원에 제공하는데, 그 혈액제제에도 종류가 다양하다.

194

A. 신선혈…섭씨 4도에서 보존하고, 채혈 72시간 이내의 것.
　B. 보존혈…섭씨 4도에서 보존하고, 채혈 72시간 이상, 21일
　　　　　이내의 것.

　B의 보존혈이 오래된 것은 아니지만, A의 신선혈이 B에 비해 혈소판이나 응고인자(혈액을 응고시키는 성분)가 많기 때문에, 다량 출혈이나 지혈이 어려운 대수술에 이용된다.

　또한 최근에는 보존혈 대신에 '농후적혈구'를 사용하는 사례도 늘고 있다. 이것은 혈액으로부터 혈장 부분을 뺀 제제로, 혈액 중에서도 가장 큰 비중을 차지하는 혈장이 없기 때문에, 수혈의 양이 적어 환자의 신체적 부담을 줄여줄 수 있다. 동시에 백혈구, 혈소판, 혈장의 부적합이 초래하는 부작용의 위험도 줄어든다.

　② 자가혈 수혈

　환자의 가족이나 지인 등, 신원이 확실한 사람의 혈액을 미리 채취하여, 그것을 환자에게 수혈하는 방법이다. ①의 경우보다 안전성이 높지만, 긴급시에는 수혈하기 어려운 결점이 있다.

　③ 자기혈 수혈

　수술이 예정된 환자 본인의 혈액을 사전에 채취하여 보존하고, 그것을 수술시에 사용하는 방법이다. 자신의 혈액이기 때문

에 가장 안전성이 높지만, 대량으로 필요한 경우를 대비하는데 어려움이 따른다.

이상 세 가지가 수혈의 종류이다. 부작용과 의료과실의 문제를 고려하면 가능한 한 자기혈 수혈이 최선이다. 단, 긴급한 상황 혹은 신체 상태에 따라서는 불가능한 경우도 있다.

그렇기 때문에 의사에게 미리 상담하여 '수혈의 가능성'을 물어두어야 한다.

"수혈이 필요하다면, 어떤 상태에서 필요한가요?"

라고 솔직하게 물으면, 자세하게 대답해줄 것이다. 그래서 자기혈 수혈, 자가혈 수혈이 가능하다면 그 뜻을 전달한다.

무리라면 "어디에서 제공하는 것입니까?" "위험성은 없습니까?"라고 분명하게 확인해둔다.

'어떤 방법이든 수혈은 다 마찬가지'라고 생각하지 말고, 신중하게 대응하길 바란다. 의료과실은 진단 실수나 수술 과실뿐만 아니라, 수혈로 인해 발생하는 경우도 있기 때문이다.

제5장

꼭 알아두어야 할
병의 징후

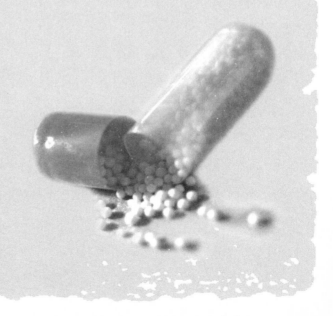

혼란스러운 건강정보
제대로 활용하기

"선생님, 이런 이야기를 들었는데, 제 상태가 많이 안 좋은 것 같아요."

낯익은 환자가 찾아와 이렇게 말한다.

"어디 몸이 안 좋은가요?"

"아니, 그렇지는 않은데, 아무래도 위험한 징후가 나타나서……."

자세히 들어보았더니, 건강을 주제로 하는 어느 인기 프로그램을 보고 온 것이다. 그 프로그램에서 '이런 징후가 있으면 주의하라'며 다섯 항목을 보여주었는데, 그중에 4개 항목에 해당되었다는 것이다.

"그렇군요, 잘 알겠습니다. 그럼 진찰을 한번 해보죠."

나는 진찰을 해보고, 그녀에게 아무 이상이 없다는 사실을 전했다. 그리고 5개 항목에 전부 해당되어도, 어느 특정 증상이 없으면 아무 걱정할 필요가 없다고 설명하고 안심시켰다.

너무나 빈번하게 그런 일이 일어나기 때문에, 어떤 때는 나 자신이 의사로서 무기력해지는 것을 느낀다. '대체 어떤 프로그램일까' 궁금해서 실제로 시청해보기로 했다. 한창 인기리에 방영되고 있는 프로그램들을 꼼꼼히 모니터했다.

내가 본 소감은, 중장년층의 사람들이 보면 자신의 신체가 걱정투성이라고 느끼겠구나 하는 것이 첫 번째 소감이다. 방송에서 한 말은 틀린 말은 하나도 없다. 하지만 건강에 자신이 있는 사람까지도 정말 괜찮은가 하고 불안해질 것이다.

원래 현대인은 다소 차이는 있지만 자신의 건강에 관심을 가지고 있으며, 조금 불안을 느끼고 있는 것이 현실이다. 프로그램은 그런 현대인의 관심사를 테마로 삼고 있다. 그리고 그 화제에 시청자의 관심을 끌어 모으고 있다.

프로그램은 무척 흥미롭게 만들었으며, 전문가의 설명이 있어서 내용에도 잘못된 것은 없다. 그런데 문제는 '이런 징후가 나타나면 위험하다' '이런 성분을 많이 섭취하는 것이 좋다'고 하는 정보가, 누구에게나 똑같이 적용되는 것은 아니라는 것이다.

전혀 걱정할 것 없이 건강한데, 자신의 몸이 위험한 상태에 있다고 여겨 당황하거나, 어떤 한 성분을 지나치게 섭취하거나, 과도한 운동으로 몸을 고통스럽게 한다. 우스갯소리로 넘어갈 수도 있지만, 반대로 정말 위험한 증상을 불러올 수도 있는 것이다.

환자의 이야기를 들었을 때, 나는 이런 프로그램이 증상의 형태와 대응 방법, 치료 효과가 사람마다 다르며, 예외도 있다는 것을 분명하게 설명하지 않는 게 아닐까 의심했다. 하지만 그렇지는 않았다.

어느 프로그램에서는 테마로 삼은 한 증상에 대해 "열에 둘 정도로 예외도 있습니다. 예외가 있다는 것을 잊어서는 안 됩니다"라고 설명을 덧붙였다. 다른 프로그램에서도 마찬가지였다. 대부분의 프로그램은 전체의 내용을 주의 깊게 살펴보면 별 문제 없이 만들어졌다는 것을 알 수 있다.

하지만 지극히 평범하고 전문지식을 갖추지 않은 시청자는, 출연자들의 흥미진진한 얘기에 빠져 '예외가 있다는 것을 잊지 말라'는 전문가의 조언을 흘려듣고 말 것이다. 물론 사람들이 프로그램을 흥미롭게 시청하도록 재미있고 인상적으로 제작하는 것은 당연한 일일 것이다.

TV 정보는 직접적이고 인상이 강하며 영향력이 크기 때문에, 주의를 기울여 접할 필요가 있다. 이해하기 쉬운 반면, 주의사항이 정확히 전달되기 어렵기 때문에, 프로그램에서 내보내는 정보를 곧바로 받아들여 실천하는 것은 위험하다.

정보를 제대로 활용하려면, 먼저 자신의 몸 상태와 체질, 약한 부위와 강한 부위를 잘 알아야 한다.

병은 아니지만 위장이 약하다거나, 몸이 경직되기 쉽다는 등 자신의 약점을 잘 알아, 평소에 어떤 노력을 해야 하는지 기본적인 지식을 습득해두면, 관련 정보가 도움이 되는지 그렇지 않은지 판단하기 쉬워진다.

TV 정보에 현혹되기 쉬운 것은, 평균 또는 표준과 비교하는 정보가 많다는 것도 영향을 미치고 있다.

일반적으로 어떠한가, 다른 사람에 비해서 어떠한가는 그다지 생각하지 않아도 된다. 자신의 경우는 어떠한가, 자신에게 있어서 좋은 방법은 무엇인가, 좋은 정보는 무엇인가를 생각하여 정확한 지식을 강구해야 한다.

TV에서 소개하는 방법을 실천하기 전에, 스스로 가정의학서 등을 뒤적여 관련 정보를 조사하고, 객관적으로 검토하는 것이 중요하다.

병의 징후란 어떤 것인가?

어떤 정보든 다 받아들이려고 하는 것은 위험하
다. 하지만 자신과 관련된 바른 정보는 잘 이해하여 살리는 것이
바람직하다. 정보를 살리려면 역시 자신의 몸의 특성과 상태를
잘 알아둘 필요가 있다.

뭔가 조짐이 보여 병원에 가는 경우, 어느 병원의 어느 진료
과를 방문해야 하는지, 또 지금 자신에게 발생한 징후 중 어느
것이 가장 중요한지를 어느 정도 자가진단할 수 있는지가 앞으
로의 진료과정에 영향을 미친다.

특히 갑작스럽게 위험한 증상이 발생해 구급차에 실리는 경
우, 어느 병원에 가느냐가 치료에 크게 영향을 미칠 수 있기 때
문에, 고통스러운 중에도 올바른 판단을 할 수 있도록 평소에

정보를 정리해두는 것이 중요하다.

앞에서 언급한 자가진단해야 하는 증상 가운데, 특히 다양한 형태로 나타나 사소한 차이로 병명이 달라지는 '현기증' '두통' '저림'의 징후에 대해 좀더 자세히 설명하고자 한다.

또한 그런 징후가 나타나기 전에 손을 쓸 수도 있다. 예를 들어 고혈압의 경우, 징후라고 하기보다는 위험한 병에 걸릴 소지가 있다. 평소부터 혈압이 높아지지 않도록 주의하거나, 높은 혈압을 낮추는 방법을 실행하면, 병을 예방하는 데 상당히 도움이 된다.

무료건강검진 등을 이용하여 평소에 당뇨치 등을 체크함으로써, 자신의 몸이 어떤 병에 걸릴 가능성이 있는지 점검하고, 나쁜 수치를 개선하는 일도 병을 예방하는 방법이다.

직접적인 관련은 없지만, 하체 근육의 쇠약도 사소한 사고로 골절되어 상태가 나빠지면, 그대로 자리에 누울 가능성이 높다. 하체 근육이 약한 것이 징후라고 할 수는 없지만, 병에 걸리거나 상처가 났을 때 회복을 더디게 하는 요인으로 작용하지 않도록 체크할 필요가 있다. 근력 강화는 상태가 나빠지지 않도록 예방하는 효과가 있다.

난치병 치료와
뇌졸중 치료

나의 전문인 신경내과는 신경질환을 치료하는 진료과이지만, 대형병원 등에서는 정신과와 합쳐 정신신경과라고 부르기도 해서 자주 오해를 받는다. 원래 신경내과와 정신과는 전혀 다른 분야에 속한다.

신경내과에서 치료하는 것은 파킨슨병이나 척수소뇌변성증, 근위축성측색경화증 같은 난치병이라 불리는 신경질환이다. 파킨슨병 환자는 인구 10만 명 당 백 명 정도이며, 우리 클리닉에서 진료하고 있는 파킨슨병 환자는 백 명쯤 되기 때문에, 이 지역에서 파킨슨병을 앓고 있는 환자의 70~80%가 여기에서 치료받고 있는 셈이다.

미국 메이저리그의 전설적인 야구선수 루 게릭은 근력이 쇠약해지는 신경질환에 걸렸는데, 그로 인해 루 게릭병이라는 이름이 생겨났고, 현대의 천재 물리학자 스티븐 호킹 박사도 역시 불치의 신경질환에 걸려, 휠체어에 묶인 채 신체의 자유를 잃어가고 있다.

난치병이 고통스러운 것은, 대부분이 완치되지 않는다는 데 있다. 결국 병의 진행을 늦추는 치료가 주를 이루고, 현상 유지 기간을 연장하는 수밖에 없다. 진행을 늦추기 위해서는 약을 사용하거나 재활치료를 한다.

단, 재활치료를 잘 받는 환자와 받지 않는 환자를 비교해보면 그 상태는 천지차이다.

신경계통의 난치병은 대개 자신과는 관계없다고 생각하는 경향이 있다. 신경질환에도 여러 종류가 있다. 얼마 안 되지만 치료 가능한 질환도 있다. 또한 발병률이 높은 뇌졸중도 신경내과가 치료하는 병이다.

우리 의사는 우선 환자가 호소하는 증상을 통해 병의 징후를 판단한다. 유사한 증상이라도 전혀 걱정할 필요가 없는 경우가 있고, 사소한 차이로 신경내과 치료를 요하는 난치병으로 이어지는 경우가 있다. 현기증은 그런 병의 징후를 숨긴 증상 가운데 하나이다.

206

'현기증'이라는 징후

　　　　현기증이 일어났을 때 그 사람의 눈을 보면, 상하좌우로 또는 경우에 따라서 회전하듯이 안구가 움직이는 것을 볼 수 있다. '눈이 흔들린다'고 해서 의학적으로는 안진(眼振)이라고 한다.

　하지만 최근에는 안구가 흔들려도 안과에서 진찰하는 일은 거의 없다. 신경내과나 이비인후과에서 주로 진찰을 한다. 다른 진료과라 해도 '현기증 외래'라고 간판에 써 있는 곳에서 진료를 받으면 된다.

　현기증의 종류는, 회전성으로 빙빙 도는 것, 둥둥 떠 있는 것처럼 느껴지는 것, 기분이 불쾌하고 구토기가 느껴지는 것 등이 있다.

그리고 현기증의 원인으로는 크게 중추성(뇌가 포함되는 것)과 말초성(내이성, 內耳性)으로 나뉜다.

중추성 현기증은 반드시 뇌 증상(의식장애나 마비, 저림, 언어장애 등)을 수반하고, 말초성 현기증은 귀 증상(난청, 이명, 이폐감(耳閉感) 등)을 수반한다.

전자는 위험하므로 되도록 빨리 진찰을 받을 필요가 있지만, 후자는 차분히 기다렸다가 증상의 경과를 살펴본 뒤 진료를 받으면 된다. 중추성 현기증은 CT나 MRI 같은 검사가 필요한 경우가 대부분이다.

그 외의 현기증은 대개 어깨결림, 차멀미, 스트레스 등에 의해 발생하는데, 이들 증상은 긴급을 요하는 것은 아니므로 천천히 경과를 지켜보는 것이 좋다.

원인이 밝혀지면 치료에 들어가는데, 대부분 약물에 의한 치료가 이루어진다. 여러 약을 섞어서 복용하게 되는데, 약의 종류는 한정되어 있다. 의사가 증상을 정확히 진단해야만 현기증 치료가 제대로 이루어질 수 있다.

현기증은 대개 신경내과나 이비인후과에서 진료를 한다. 단 이비인후과는 의사에 따라 현기증을 진료하지 않는 경우도 있기 때문에, 대학병원이나 국공립병원을 방문하는 것이 확실하다. 또한 신경내과에 가는 경우, 집에서 가깝지 않다면 역시 대학병원이나 국공립병원을 찾는 것이 좋다.

두통의 원인은
머릿속인가 밖인가

두통은 어린아이부터 노인까지 누구나 경험하는 증상이다. 두통이 생기면 먼저 내과를 찾는 경우가 대부분일 것이다. 내과에서는 대개 혈압을 먼저 재는데, 혈압이 높으면 두통의 원인을 혈압 탓으로 돌리는 경우가 많다.

하지만 앞에서도 말했듯이, 혈압이 높아도 일반적으로 두통은 일어나지 않는다(악성 고혈압인 경우는 예외지만). 그런데 환자도 고혈압=두통이라고 믿는 경우가 많다. 내가 "두통과 일반 고혈압은 관계없다"고 몇 번이나 설명을 해도 좀처럼 믿으려 하지 않는다.

두통에서 중요한 것은 '언제 발생했는지' '머리의 어느 부분이 아픈지' '얼마나 통증이 계속되었는지' '언제부터 시작되었는지'

'갑자기 발생했는지' '두통에 따른 증상이 있는지' 등이다.

두통의 원인은 크게 머릿속(뇌)과 머리 밖(뇌 이외)으로 나눌 수 있다. 그리고 압도적으로 뇌 이외에 원인이 있는 경우가 많다.

두통의 대부분은 편두통과 근수축성 두통인데, 이중 편두통은 어려서부터 시작된다.

현기증과 마찬가지로 두통에도 양성과 악성이 있다. 악성인 경우는 머릿속에 병이 생긴 것으로, 긴급한 검사를 필요로 한다. 그 이외에는 천천히 진료를 받으면 된다. 천천히라고 말은 했지만, 두통은 고통을 동반한 증상이기 때문에, 되도록 빨리 원인을 찾아내 치료하는 것이 중요하다.

알아두어야 할 두통은 다음 두 가지이다.

• 위험한 경향…두통과 함께 구토를 한다(뇌종양, 뇌출혈), 확하고 치밀어 오르며 발생하는 두통(뇌출혈), 아침에 일어났을 때 생기는 두통(뇌종양)
• 위험하지 않은 두통…편두통, 긴장성 두통, 안면신경통

다시 한번 강조하고 싶은 말은, 혈압이 높은 것만으로는 두통이 일어나지 않는다. 고혈압이 원인이 되어 두통이 발생한다면, 그것은 고혈압 때문에 뇌출혈이 일어난 경우이다.

뇌혈관 장애의 공포 '저림'

현기증이나 두통과 마찬가지로, 신경내과에서 치료하는 병의 징후로는 저림이 있다. 흔히 오랜 시간 같은 자세로 앉아 있으면 다리가 저리는 경우가 많은데, 그 저림에서 우리가 주의해야 할 것은 감각이 마비되는 '감각둔감'(저릿저릿, 찌르르한 증상)과, 반대로 과민하게 반응하는 '감각과민'(뜨끔뜨끔, 파르르한 증상) 증상이다. 그런데 운동 마비를 저림이라고 표현하는 사람이 많은데, 이것은 위험한 증상이지만 여기에서는 제외한다.

또한 어느 장소에서 저림을 느끼느냐도 중요하다. 뿐만 아니라 저림이 언제부터 시작되었는지, 갑작스럽게 찾아왔는지, 서서히 조금씩 찾아왔는지도 중요하기 때문에, 의사에게 상황을 제대로 설명해야 한다.

저림은 주로 뇌, 척수의 신경근, 말초신경의 장애로부터 발생한다. 감각장애가 안면이나 상반신에 일어나면, 뇌나 척수의 혈관장애 또는 종양일 우려가 있다.

몸의 좌우가 저리거나, 배변·배뇨장애를 동반하는 저림의 경우에는 척수장애를 의심할 수 있다. 아래에서 위로 올라오는 듯한 감각장애는 말초신경에 장애가 있는 경우이다. 저림과 함께 감기와 같은 증상이 있고, 다리가 말을 듣지 않으며, 서서히 가슴으로 올라오면서 호흡마비를 일으키는 '퀼레인 바레(Guillain-Barre) 증후군'이라는 질환도 있다.

손발 저림은 자주 발생하는데, 대부분은 말초신경 장애에 의한 것이다. 당뇨병이나 항암제의 부작용으로 발생하는 경우가 있다. 부분적인 손발 저림은 동맥경화처럼 혈류가 나빠져 발생하기도 한다.

팔의 저림은 경부척추증처럼 경추에 이상이 발생했을 가능성이 있다. 먼저 신경내과에서 진찰을 받는 것이 가장 적절하지만, 말초성인 경우는 정형외과에서 진찰하기도 하고, 상반신 저림 증세는 뇌신경외과의 진료가 필요한 경우도 있다.

근력 강화가
병을 완화시킨다

　　우리가 병에 걸리지 않고, 걸리더라도 가볍게 지나가기 위해서는, 평소부터 조금씩 노력하여 건강한 상태를 유지하는 것이 중요하다. 칼로리나 영양소를 과다 섭취하지 않고, 영양부족에 빠지지 않는 균형 있는 식사, 적절한 운동을 습관화한다. 혈압이 높아지지 않도록 체크하고, 높아지면 의사와 상담하는 것이 좋다.

　운동은 에너지를 소비함과 동시에 생활에 필요한 근력을 유지하고, 약한 부위를 강화하기 위한 것이기도 하다. 얼마 전까지만 해도 근력을 강화하는 일을 고령자에게는 그다지 권장하지 않았지만, 지금은 80세가 넘어도 근력을 향상시킬 수 있다는 것이 입증되고 있다. 실제로 근력이 강한 사람은 80세, 90세가 지나도 50대 이전과 마찬가지로 빨리 걸을 수 있다.

노화의 진행 속도에는 상당한 개인차가 있다. 노화는 다리에서 시작된다고 한다. 다리의 근육은 몸을 지탱하고, 서고, 앉고, 걷는 일에 중요한 역할을 담당한다.

그 중심 부위는 엉덩이의 '대둔근', 허벅지 앞쪽의 '대퇴사두근', 장딴지의 '하퇴삼두근'이다. 이 세 근육이 중력에 저항하여 몸을 지탱하고 자세를 유지하고 있는 것이다.

걷는데 조금이라도 어려움을 느낀다면 이들 근육이 약해졌다고 생각하면 된다. 이 세 근육을 유지, 강화함으로써 몸 자체의 힘을 기를 수 있고, 병에 걸리더라도 조금이라도 고통을 덜 수 있다.

나는 난치병과 싸우는 환자를 많이 진료하고 있는데, 신체 기능 유지를 위한 재활치료는 매우 중요하다. 몸은 불편하지만 어떻게든 움직여 생활하려는 의지는 정말 훌륭하다고 할 수 있다. 그런 의미에서도 재활치료는 불가피한 것이다. 일반적인 근력강화 운동에는 대부분 고통이 없다. 문제는 얼마나 빨리 습관을 들이느냐이다.

대둔근은 엉덩이의 살이 많은 부위로, 허리를 천천히 뒤로 젖히는 운동을 반복함으로써 강화할 수 있다. 대퇴사두근은 상체를 펴고 무릎을 구부렸다 폈다 하는 스쿼트 자세(기마 자세)가 도움이 된다. 의자 등받이를 붙잡고 하면 훨씬 수월할 것이다. 하퇴삼두근은 역시 의자를 잡고 천천히 발끝으로 서기(까치발 서기)를 반복함으로써 강화할 수 있다.

이들 운동은 결코 무리하지 말고 호흡을 충분히 하면서 천천히 반복하는 것이 중요하다. 2~3일에 한 번 정도 정기적으로 하고, 몇 개월에 걸쳐 조금씩 강화시킨다는 생각으로 하는 것이 바람직하다. 지역에 따라서는 이런 운동을 할 수 있는 의료기관이나 고령자 서비스를 실행하는 곳이 늘고 있는 추세이다.

이 책의 제목은 〈똑똑한 환자〉이다. 똑똑한 환자란 자신의 건강과 병에 관한 정보를 섭렵하여, 최적의 의료서비스를 받을 만한 소양을 갖춘 사람을 말한다. 지금은 '자기책임'의 시대이다. 자신의 생명은 자신이 지켜야 한다. 그런 의미에서 이 책의 정보가 독자 여러분에게 조금이라도 도움에 된다면 더 이상 바랄 것이 없다.

후기

　내가 아무런 연고도 없는 후지노미야에 '도세이(東靜) 클리닉'을 연 것은, 1983년 4월의 일이었다. 1980년 도쿄의 준텐도 대학병원에서 후지노미야에 있는 국립병원으로 자리를 옮겼을 때, 이 지역에 나 자신의 병원을 세우기로 마음먹었다.

　나는 한국의 서울에서 태어나 종전을 맞았다. 아직 어렸던 나는 부모에게 '일본은 아름다운 나라'라는 말을 자주 들었다. 그 중에서도 일본의 상징이라 할 수 있는 후지산의 당당한 아름다움은 어린 마음을 동경심으로 활활 타오르게 만들었다.

　패전 후 친가인 시코쿠로 돌아왔다가, 의사인 아버지가 병원을 개업하여 도쿄의 신주쿠로 이사한 후에도 후지산에 대한 동경은 변함이 없었다.

　우리 집은 대대로 도사번(土佐藩, 지금의 고치현)의 의관을 지낸 의사 집안으로, 나도 준텐도대학에서 의학을 전공했다.

　준텐도대학에서는 '명의(名醫)가 될 수 없거든 양의(良醫)가

216

되어라'는 정신이 이어져왔다. 나는 이 가르침 속에서 매일 의료행위를 실천하고 있다.

나의 신경학 스승은 히라야마 메구미조 선생(지바대학 명예교수)이다. 선생은 일본의 신경학을 독립된 진료과목으로 자리매김한 분이다. 나는 선생으로부터 신경학의 기초를 전수받아, 지금의 내가 있는 것은 선생 덕분이라고 늘 생각하고 있다.

난치병 환자를 진료하는 신경내과를 전공으로 선택한 것은, 이 분야의 의사가 결정적으로 부족했기 때문이다. 의사들 사이에서조차 충분히 이해하지 못했던 신경내과 의료는, 의사에게 있어서나 환자에게 있어서나 매우 어려운 부분이 있지만, 그만큼 보람이 있는 분야이기도 하다. 하지만 이 선택이 후지산에 대한 동경을 실현시켜 주리라고는 전혀 짐작하지 못했었다.

나는 의사의 길을 택한 순간부터 앞으로 나 자신의 힘으로 병원을 세우겠다고 마음먹었다. 그리고 30대 중반 무렵 어느 기회를 통해, 며칠 동안 후지산의 들판을 내달리며 자연을 만끽하고 돌아왔다. 원래 몸을 움직이는 것을 좋아하고 스포츠를 좋아했지만, 도시생활에 길들여진 몸에는 조금 힘든 훈련이었다. 하지만 온몸을 뒤덮은 땀은 기분이 좋았고, 후지산의 자연은 나의 눈과 마음을 물들여놓았다. '참 좋은 곳이구나, 병원을 열 곳은 여기밖에 없어'라는 확고한 생각이 나를 사로잡았다.

지역에서 난치병 환자를 진료하는 신경내과는 일정한 인구비

율이 필요하다. 후지노미야의 국립병원을 기점으로 하여, 일상적인 지역의료를 행하는 의료기관이 이 지역에는 필요했다. 내가 국립병원에 근무하게 된 것은 의사로서 나 자신의 능력과 식견을 높이기 위해서였지만, 가까운 장래에 이 지역의 의료를 담당할 클리닉을 열기 위한 포석이기도 했다.

나는 이 지역에 뼈를 묻을 작정으로 클리닉을 열었다. 많은 간호사를 채용하고, CT(컴퓨터 단층촬영) 등 당시 지역 병원에는 드물었던 최첨단 의료기기를 갖추어놓았다. 하지만 지역과 밀착하지 않으면 안 되는 클리닉을 시작하는데, 그 지역에 한 사람도 아는 사람이 없었다는 것이 너무나 무모했는지도 모른다.

환자는 거의 오지 않았다. 물론 그리 쉽게 지역에 정착하리라고는 생각하지 않았지만, 몇개월이 지나도 병원 로비는 한산하기만 했다. 자신만만했던 나 자신도 초조해지기 시작했다. '이것으로 끝인가' 하고 생각한 것도 한두 번이 아니었다.

하지만 환자가 오지 않는다고 해서 병원 내부를 어둡게 해놓는 일은 없었다. 나는 애초부터 마음과 마음이 통하는 의료를 목표로 하고 있었다. 어둑어둑한 로비를 보면, 모처럼 클리닉을 찾아온 사람도 발길을 돌려 다시 나가고 말 것이다. 또한 간호사와 직원들, 그리고 의사가 침울해 있으면 환자와 마음을 터놓을 수 없다.

내심으로는 몇 번이나 포기를 결심했던 나에게 힘을 주고 용기를 북돋아준 것은 후지산이었다. 후지산의 자태는 나에게 평안을 주어 마음이 커지는 기분이 든다. 그러다가 드디어 거짓말처럼 환자로 북새통을 이루는 시기가 왔다.

처음에는 알게 모르게 의사와 간호사에게 마음을 닫았던 사람들도 서서히 그 마음의 빗장을 열기 시작했다. 의사와 환자 사이에는 신뢰관계가 필수이다. 특히 내가 전문으로 하고 있는 신경내과를 방문하는 난치병 환자는, 괴로운 병과 싸우며 하루하루를 지탱해야 하기 때문에, 의사에 대한 신뢰 없이는 살아가기가 힘들 정도이다.

지역의 환자들은 모두 순박한 사람들뿐이다. 그들은 모두 의사의 눈을 보며 자신의 기분을 호소한다. 눈은 말 이상으로 진실을 전달한다. 환자의 눈을 보면 그 기분을 잘 알 수 있다. 따라서 의사도 병을 치료하는 데만 신경 쓸 것이 아니라, 환자의 의문을 풀어주고 불안감을 해소시켜주려면 어떻게 하는 것이 가장 좋은지 잘 이해할 필요가 있다. 그런 의미에서 클리닉의 환자는 나와 마음이 통한다고 할 수 있다.

채용한 간호사들도 모두 좋은 사람들이다. 그녀들 덕분에 클리닉은 매우 밝은 분위기를 유지하고 있다. 이 지역의 사람들과는 함께 술을 마시기도 하고 하이킹을 하기도 하며 다양한 교류를 갖고 있는데, 모두 마음 좋은 사람들이다. 나는 이들에게 많은 은혜를 입었다고 생각하고 있다.

지역민들은 지원도 아끼지 않았다. 전폭적인 지원에 힘입어 클리닉의 기초를 단단히 할 수 있었던 것에 지금도 감사하고 있다.

인정받지 못해서 어려웠던 시기도 있었지만, 불쾌한 느낌을 가진 경험은 한 번도 없다. '여기에서 병원을 열어 참 좋다'라고 늘 생각하고 있다.

지금 의료계는 많은 어려움을 겪고 있다. 그 속에서 환자는 어떻게 하면 마음이 통하는 의사를 만나 최상의 의료 서비스를 받을 수 있을까, 그 점을 독자 여러분과 생각해보고자 이 책을 쓰게 되었다.

도이 가즈스케

상 하 이 人 홍 콩 人 베 이 징 人

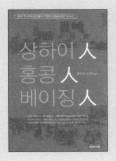

중국 각 지역 상인들의 기질과 상술에 관한 보고서

세계의 공장 중국. 진출 한국 기업 18,000여개. 중국 진출은 이제 선택이 아니라 필수가 되었다. 그리고 양날의 칼처럼 위기이면서도 또한 기회이다. 각성(各省)마다 다른 독특한 기질, 즉 성민성(省民性)을 파악하는 것이 중국 관련 비즈니스의 성공 열쇠이다!

공건 지음/ 안수경 옮김/값 11,000원

남 자 의 건 강 법

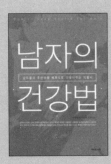

남자의 후반생을 행복으로 이끌어주는 지침서

남자의 50대는 성적 능력의 분기점이다. 여기서 꺾이면 대부분 사람들은 그후도 능력을 발휘하지 못하게 된다. 반면 이 시기에 더욱 건강해지는 사람들은 평생 현역으로 섹스를 즐길 수 있는 행복한 사람이 될 수 있다.

다치카와 미치오 지음 / 박현석 옮김 / 값 10,000원

사 무 라 이 인 간 경 영

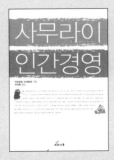

어느 사무라이가 들려주는 인간경영의 지혜

"사람을 거느린다는 것은 자기 혼자만 먹어서는 안 되며 한 그릇의 밥이라도 나누어 부하에게 먹인다면 따라오게 마련이다." 일본에서 수많은 사람들에게 자기수양과 비즈니스의 텍스트처럼 읽히고 있는 책.

야마모토 쓰네토모 지음 / 이강희 옮김 / 값 10,000원

〈삼국지〉 〈십팔사략〉에서 배우는 실패의 교훈

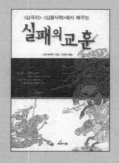

반면교사(反面敎師)— 앞서 걸어간 사람의 실패한 발자취는 후세 인들의 길잡이!

실패를 배우려면 '반면교사(反面敎師)'에서 터득하는 게 가장 좋다. 가까이는 자기 주변에서, 멀리는 역사 인물 중에 그 본보기가 많이 있다. 특히 중국의 역 사서에는 후세 사람들에게 반면교사가 된 실패자들의 얘기가 여러 가지 나와 있다. 이 책은 중국 역사 속 인물 50명을 골라 그 실패의 사례를 소개함과 동 시에 현대 비즈니스맨들이 교훈으로 삼아야 할 점에 초점을 맞추어 쓰여졌다.

니와 슌페이 지음/이강희 옮김/값 8,500원

미야모토 무사시의 오륜서

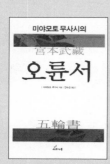

"무협소설 매니아에서 대기업 경영자까지 모두 만족시키는 신기 한 책" —김지룡(일본문화평론가)

일본의 전설적인 검객 미야모토 무사시. 그가 말년에 쓴 〈오륜서(五輪書)〉는 병법의 바이블로 통한다. 이를 현대의 경영 전략에 접목시킨 책 〈미야모토 무 사시의 오륜서〉가 나왔다. 그는 이 책에서 검술과 무사의 도에 관해 얘기하지 만 한 구절씩 음미해 보면 난세에 필요한 경영전략의 진수가 담겨 있다.

—〈한국경제〉 고두현 기자

미야모토 무사시 지음/값 7,500원

위대한 인물 51인의 마지막 행적

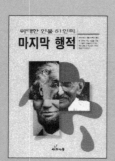

세계사에 족적을 남긴 영웅들의 마지막 말

이 책은 위인들의 화려한 행적 뒤에 감춰진 본성의 밑바닥을 드러낸다는 점에 서 흥미롭다. 그것은 어쩌면 인간 자신의 모습이기도 하다.
—〈조선일보〉 김태익 기자

M.V. 카마스 지음 / 이옥순 옮김 / 7,000원

아이를 지혜롭게 꾸짖는 비결 99

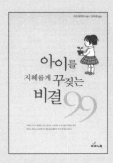

엄마에게 깨달음을 주는 책

'꾸짖는 것' 과 '화내는 것' 은 다르다. 이성적으로 아이를 나무라는 것이 꾸짖는 것이고 감정적으로 분노를 표출하는 것이 화내는 것이다.

다고 아키라 지음 / 안수경 옮김 / 값 8,500원

스트레스를 주는 엄마, 스트레스에 강한 아이

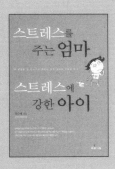

우리 아이는 진정 강하게 자라고 있는가?

장안의 화제 EBS-TV "생방송 60분 부모" 의 인기강사이자 교육심리학자인 김순혜 교수의 강한 아이 만들기.

김순혜(경원대 교육대학원장) 지음 / 값 8,500원

아이는 믿어주는 사람을 따른다

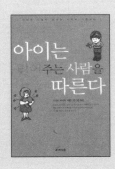

아이의 기쁨이 진정한 부모의 기쁨이다

부모의 생각대로 움직이는 아이를 보며 기뻐할 것이 아니라, 평소에 아이가 기뻐하는 부모가 되겠다는 마음으로 자녀를 키우는 것이 좋다.

사사키 마사미 지음 / 안수경 옮김 / 값 9,000원

논술형 아이 엄마가 만든다

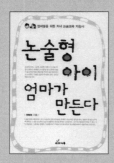

초등학교 시험도 이제 논술형으로 출제됩니다

그동안 암기 위주로 공부했던 아이들은 좋은 점수를 받을 수 없고, 반면 평소 책읽기를 꾸준히 해서 창의적이고 논리적인 사고를 길렀던 아이들은 좋은 성적은 받을 것입니다.

전대수 지음 / 값 9,000원

칭찬받고 자란 아이, 꾸중듣고 자란 아이

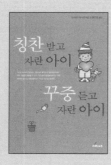

칭찬 한마디가 아이를 변화시킨다

아이는 부모에게 칭찬받는 것을 매우 좋아한다. 칭찬받음으로써 무엇이 옳은지 이해할 수 있고, 자연스럽게 받아들이게 된다. 또한 꾸짖을 때는 지난 일을 들먹이며 꾸짖는 것은 절대 삼가야 한다.

도비타 사다코 지음 / 안수경 옮김 / 값 8,000원

1등 아이 만드는 맞춤공부

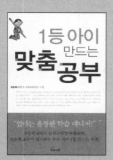

아이의 성격에 따라 공부방법도 달라야 한다

이것이 바로 아이의 특성에 맞춘 맞춤공부의 핵심이다. 아이의 장점은 살리고 단점을 보완해주는 공부방법 노하우!

김순혜(경원대학교 교육대학원장) 지음 / 값 9,000원